中医师承学堂

内科疾病临证点拨

U0295905

赵振兴◎辑录
李　源◎整理
杨权利
韩　伟
安翠娜
邵利明
周国栋
李旭阳
赵安博◎参编

山西出版传媒集团
山西科学技术出版社

图书在版编目（CIP）数据

内科疾病临证点拨 / 赵振兴辑录 .—— 太原：山西
科学技术出版社，2023.12
ISBN 978-7-5377-6107-9

Ⅰ.①内… Ⅱ.①赵… Ⅲ.①中医内科—中医临床—
经验—中国—现代 Ⅳ.① R25

中国版本图书馆 CIP 数据核字（2021）第 159668 号

内科疾病临证点拨
NEIKE JIBING LINZHENG DIANBO

出 版 人	阎文凯	
辑 录	赵振兴	
整 理	李 源	
策 划 人	杨兴华	
责 任 编 辑	杨兴华　翟　昕	
助 理 编 辑	文世虹	
封 面 设 计	杨宇光	

出 版 发 行	山西出版传媒集团·山西科学技术出版社
	地址：太原市建设南路 21 号　邮编　030012
编辑部电话	0351-4922078
发行部电话	0351-4922121
经 销	各地新华书店
印 刷	山西人民印刷有限责任公司

开 本	880mm×1230mm　1/32
印 张	9.75
字 数	194 千字
版 次	2023 年 12 月第 1 版
印 次	2023 年 12 月山西第 2 次印刷
书 号	ISBN 978-7-5377-6107-9
定 价	39.00 元

出版前言

赵振兴先生是河北省名中医，全国第六批老中医药专家学术经验继承工作指导老师，在临床一线从事中医临床工作 40余年，累计接诊患者达 40 余万人次。先生学术功底深厚，临床经验丰富，在中医老年病、情志病、内科疑难杂病方面获效颇丰，兼且执患如亲、扶掖后学，在临床、教学方面均有建树。弟子们得先生传道授业，多已成为各地中医骨干，但有此机缘，遂将先生经验、心得进行辑录，尝以一家之言飨同道、传后学，以广医道。

此次整理的先生书籍都是他认为很有价值的知识结晶，其中既有在日常分享于学生的读书心得、临证感悟，也有临证中治病、带教的个人经验，还有弟子们对大量医案整理回顾的精华。

内容形式为一条条论述看似散碎，但细细品读就能发现其中尽是先生业医数十年的金玉之言，中间省略了太多不必要的说理论较，直奔主题，是一本实用而又干货满满的临床医著。

书中关于药物、方剂、病证的论述均为作者根据自身临床经验、心得于临床带徒探索验证、深思感悟辑录而成，仅供读者参考。但欲施用，须在专业医生的指导下辨证处置，不可盲目照搬书中内容。

　　本书中涉及的贵重药或野生动物类药，如穿山甲等，请注意使用替代品；涉及的非常用药材如指甲、童便等，为作者个人临床经验实录，请读者辨证看待。

山西科学技术出版社

学【中医理论】
听【内科知识】
背【常用歌诀】
品【名医故事】

扫码领取

曹·序

　　庚子年中秋、国庆双节期间，收到河北名医赵振兴先生五部丛书的书稿，名曰《中医师承学堂》，包括中药、方剂、医学人文、内科、肿瘤与其他疾病的诊治经验，几乎就是一部百科全书式的集大成之作，是他多年读书研究、临证治病、带教学生的经验之谈。虽然书中丰富的内容，不一定都是个人原创，但都是他看得上，认为很有价值的知识结晶，虽是一段一段的文字，一个一个的药物、方剂、病证的"杂谈"，但都是有感而发，有体会而谈的散金碎玉，很少有长篇大论的大块儿文章。

　　可以说，这是一套很实用也很特殊的学术著作，每一个题目下边，都是一条一条的论述，有的长，有的短；相互之间可以有层次递进的关系，也可以是互相联系不紧密的排列；有的是古人经典的论述，有的是今人临床的经验交流，虽未必都是自己的心得体会，但一定是赵振兴先生觉得很有必要收录，或者经过自己的"再验证"，属于"传信方""实验录"的内容，可以有益于临床经验积累，皆可属于挑拣出来的珍宝，就像是收藏家到自由市场去"捡漏"，尽管随手"捡"来，却又弥足珍贵。

　　由此，我想到了《论语》，也想到《朱子语录》《名人语录》等，只有大学问家才能"随心所欲，不逾矩"。省略了一切不必要穿靴戴帽的礼数，也没有客客气气的絮叨，一切都是直奔主题，说就说得让你拍案叫绝，说就说到你的心坎儿里，点到你痛处的穴位，直接告诉你答案，让你刻骨铭心，永记不忘。

能写出这样的书来的人，一定是读过万卷书，看过无数病人的"斫轮老手"、杏林英杰。

我几年前，有幸目睹过赵振兴先生的藏书，那是他"处理"这些图书的最后一个程序，他把自己购买并读过的书，像砌墙一样码在屋子的墙边，有几米长、一米来高，他告诉我："这些书都成了"负担"了，没地方放了。你看着给它们找个合适的地方吧？最好不要当烂纸处理了。"之后，经过我的介绍，河北中医学院图书馆白霞馆长在领导嘉宾的见证下，接收了这几千部图书的捐赠，随后开辟了赵振兴先生赠书特藏阅览部。它们可以告诉后来的学子，一个中医大家是如何成长的。

如果说，赵振兴先生是很有特点的临床大家，可以从他的挂号来谈，他的号是一号难求。他出诊的地方，虽说是一周五个半天，但是半天经常延长为多半天，病人太多，难以下班。

有那么多的病人等着，还能看那么多的书，写书的时间就难安排了。因此，这就有了本书"散金碎玉体"特殊形式的基础。当然，最后形成著作，多亏有李源等徒弟的勤学好问，不断积累，也有编辑部各位领导的支持，才能以丛书的形式与大家见面，并以此留给后世，见证中医传承的艰辛。

有很多的读书体会，难以尽述，与大家一起共享。

虽然写了不少文字，在结束这篇序言的时候，仍然没有一吐为快的感觉。有的只是心中的沉重：读者朋友真能理解作者的苦心吗？

　　我不知道最后答案，因此，惴惴不安，唯恐辜负了赵先生的好意。

河北省中医药科学院　曹东义
二零二零年十月一日国庆节
庚子中秋序于求石得玉书屋

在石家庄学习工作生活 30 多年，早就听闻石家庄市中医院的赵振兴先生医德高尚、业务精纯、中药处方率 100%，门诊量巨大。我和赵先生的高徒——宁晋县李源大夫交往多年，相知相熟。我的恩师李士懋大师曾受邀在石家庄市中医院出诊，正好和赵先生的工作室对门，如此便对赵振兴先生有了进一步的了解。

赵振兴先生，全国第六批名老中医药学术经验继承工作指导老师，河北省名中医，石家庄市十大名中医，全国劳动模范，河北省第九、第十届人大代表，为河北省中医药事业的传承发展积极建言献策，多次受到国家领导人的亲切接见。40 多年来，他潜心中医临床，一直在门诊一线工作，患者遍布全国各地，还接诊过日本、韩国、肯尼亚等外国友人。他视患如亲，千方百计为患者提供"简便廉验"的中医特色服务，被患者誉为"人民的好医生"。

40 多年的中医临床历程，赵振兴先生积累了丰富的读书心得、临证悟语、前贤教诲等珍贵资料，他时常把这些丰富的资料以"备课"的形式，传授给跟他学习的中医后学和弟子们。日积月累，逐渐裒稿成帙，他的高徒李源大夫征得先生同意后组织一些学生、弟子，将这些资料毫无保留地汇总分类，集结出版，充分展现了赵先生为传承发展中医事业、嘉惠后学的拳拳之心。

这套赵振兴《中医师承学堂》系列著作的整理完成，体现了中医师徒在传承发展中医药事业过程中的重大意义，我有幸先睹为快，书中真实记录了赵振兴先生治学、带徒、积累的临证实践经验。比如在如何读书学习方面，赵先生说："医者要养成读书的习惯，有闲暇时间，怡情养性，深思医理，做到学贵专一。不读医书，难明医理；不得师传，难得捷径。白天接诊晚上读书，应成为行医者之习惯。临证之余，要多读先贤医案，通过医案的阅读可以感悟先贤的望诊之神，闻诊之巧，问诊之妙，切诊之功。从医案中可以了解先贤辨证思维的精华，体会医家识病之准，用药之精妙，培养诊治疾病知常达变之能力，有助于习医者临床识病、知脉、用药、提高诊疗水平，深化实践技能。"在中医传承、跟师学习方面，赵先生提出："跟师学习，要认真学习老师的品格、医德、人文素养和执着的专业精神，这种中医人的精、气、神是书本上永远学不到的。学医应先学做人，后学医术，人不立则医难成。"在临证施治的经验方面赵振兴先生既有自己的很多自拟验方，又有学习前贤的经验拓展，比如荣络四药（由当归、白芍、天麻、鸡血藤）。能养肝血、益肝阴、荣血脉，临证常用于痹证日久、肝肾不足之肢体麻木疼痛，确有良效。对于瘀血明显者赵先生则常用之与麻痛四药（当归、丹参、僵蚕、鸡血藤）配合效果显著。再比如对于七情为病，症状复杂，失眠多梦，辨证无从下手、或无证可辨者，赵先生根据周易之理，自拟夜交藤预知子汤，本方可协调人与天、脏与腑、人与人之关系，从而达到阴平阳秘，精神乃治之目的。

《中医师承学堂》内容丰富，经验宝贵，书中一言一语、一方一药、一招一式均经赵先生揣摩参悟，可传后世，其积累不易，对中医临证有较高的参考价值和借鉴意义，该系列著作的整理出版发行，必然会让更多谦虚向上、积极追求精深医术的中医后学从中受益，故乐之为序。

国医大师李士懋传承工作室主任　王四平

于 2021 年 3 月 6 日

　　吾师赵振兴先生，乃河北省名中医，全国第六批名老中医药专家学术经验继承工作指导老师。他在临床一线从事中医临床工作40多年，累计接诊患者达40余万人次。擅长治疗中医老年病、情志病、内科疑难杂病，学术功底深厚，临床经验丰富，谈吐儒雅，待患如亲。对中医药事业有着深厚的感情，在培育后学方面，亦付出了大量心血，很多中医后学，通过各种渠道前来拜师、跟诊学习者累计有近千人之多，其中许多人已经成长为当地或本单位的中医业务骨干和（或）知名专家。近年来，先生在中医诊治疑难病方面，结合积累的临床经验对"玄府学说"进行了深入的探索，并在临床中取得初步的成果。此次有机缘能够把跟师10多年来积累的笔记、心得整理成册，惠及后学，利益更多大众，实乃一大幸事，整理过程亦使我获益良多。

　　记得在2006年前后，某君在网上发起"取消中医"的网络签名行动，搅得整个医药行业纷争不断。关于中医废立之说的争论，至今仍未停息。在此背景下，经河北省中医科学院曹东义教授的引荐，我有幸拜赵振兴先生为师。侍诊抄方，聆听教诲，深感幸运，我非常珍惜这求之不得的学习机会，克服当时出行不便、家庭经济拮据等困难。3年多风雨无阻的每周往返于宁晋与石家庄，跟随先生侍诊、抄方，甘苦自知。恩师崇

1

高的医德，严谨勤奋的学风，精湛的医术，都令人"仰之弥高，钻之弥深"，也激励着吾侪奋进前行。跟师学习期间，我们记录和收集了恩师大量的医案、笔记、授徒资料等，其中一部分医案已经于2015年前后陆续出版发行。

岁月如梭，转眼间10多年过去了，回首跟师路，感慨颇多。当年恩师赵振兴先生曾嘱托我的一段话："作为一名医生，当你面对患者时，要把年长者视作父母，年龄相近者看作兄弟姐妹，年少者当作自己的后辈来看待，那你一定会是个好医生，一定会得到人民的尊重、患者的认可。"在日后行医的过程中，我时刻以这段嘱托为对照，立志做一名"人民尊重，患者认可"的好医生。通过跟师学习，我的职业信仰更加坚定，医术也得到很快提高，中医之路越走越宽，恩师的医德、修身、为人等高风亮节成为我人生的一面镜子，坚定了我走好中医路的信心，和做一名人民爱戴的好中医的决心。

做为一名基层中医，我自幼酷爱岐黄之学，早期学习阶段无师指点，虽用功勤奋，早起晚眠，伏案笔耕；临证读书，亦不敢稍有懈怠，加之天资不敏，学历不高，临证之际常遇困惑。能有如此机缘跟随先生学习深造，是我人生幸事，获益之多难以尽述。

恩师临证强调"身心同调"，切脉、察舌后，先通过"话疗"与患者交流沟通，先生诊室里常常充满笑声和欢乐。就是在这看似不经意间，其实已经采集了病史，掌握了主症，随即处方用药，精当效佳。尤其是处方完毕后，先生会根据患者的秉性脾气、家庭环境、经济状况、工作特点和人际关系等，现场即兴送一篇"白话诗"，作为一张特殊的"心理处方"给有情绪影响的患者。比如，侍诊期间有一位退休干部患有失眠、烦躁、四肢不宁等症，恩师处方完毕后，让我们在其病历册上写到"一生谨慎话不多，干活不少生内火。困难面前有压力，四肢不宁颤抖多。粗茶淡饭胜美餐，苦尽甘来幸福多。带病延年春常在，中医养生不停歇。"还有一位患重病的教师，在服药初愈后，复诊时恩师让学员在其病历册上写到"大难不走福在后，粗茶淡饭少吃肉。心胸开阔宜坚持，调整脏腑能长寿。调养脾胃多喝粥，逢人就笑人不愁。"这样的例子在先生临证过程中比比皆是，不但治疗了身体不适，也帮助患者打开了心结，提高了疗效。在侍诊期间，记忆犹新的一位男性老年痴呆症患者，曾在北京、上海等地的各大医院诊治疗效不佳，后经人介绍前来就诊。恩师根据其临床表现及舌脉特征，处方以养阴滋肾、开窍醒脑之法，加减变通，坚持服药 3 年余，得以痊愈。恩师治愈如此复杂疑难之大症，我亦甚感中医之神奇，先生之术高。我们就是在先生营造的这样一种氛围中，潜移默化、受益无量……

先生治学、临证授徒不尚空谈，尽在"精诚"二字上下功夫，每次侍诊，先生总是为我们准备一些他自己的临证感悟、读书心得等资料，让我们记录抄写，临证揣摩。多年来我们谨遵先生教诲，不间断地记录、修习。日积月累，不意间竟已积稿成沓，记录了百余万字。这些务实求真、实实在在的中医瑰宝虽是只言片语，亦不宜独立成章，但都是先生临证探索验证，深思感悟，可师可法的宝贵经验。我们这次在先生具体的指导下，一起将恩师数十年积累的授徒资料，进行了精心分类、编撰，汇集成册，编成《中医师承学堂》（《常用药物真传实录》《常用方剂真传心悟》《中医人文修养传心录》《临证拾贝》《内科疾病临证点拨》），以广传播。愿能够为中医药事业薪火相传，奉献力量。

步入中医之门的每一步，除自我努力之外，都仰仗了众多的助缘，这套资料的完成也不例外。初稿的收集大多数是在石家庄市中医院先生坐诊的老年病科完成，在此特别感谢医院历任领导们的支持和科室同仁们日常中的帮助；后期的整理，其中以内科为主的内容主要由杨权利师兄主持，医学人文部分主要由韩伟师兄领衔，肿瘤与临床各科主要由周国栋师兄费心，方剂内容主要由安翠娜师姐负责，剩余的中药部分由我负责完成，最后则由我勉力统稿。在这个过程中石堃（王志勇）先生、杨勇师兄做了很多基础工作，提出了若干宝贵意见，对于这套资料的顺利问世助缘很大。随着年龄的增长，加之工作繁忙，我的健康状况也受到影响，尤其是在整理这份珍贵资料期间，熬夜费神，视力下降，常因此而苦恼，我的同行挚友段国琴主任在我的眼睛保健和视力恢复上给予了许多帮助，深表感谢；还有我的弟子冯盼盼、闫文杰、潘云、陈运连、徐文献、曹慧芳、赵坤欣、王福岗、李旭阳等人，协助我对文稿进行了认真的校对，付出甚多。恩师前期临证系列丛书的出版得到了山西科学技术出版社领导的大力支持和诸位编辑们的辛苦付出，都令人难忘。

　　在诸位老师、同仁、师兄们的共同助力下，使这套丛书顺利出版，虽然我们对书稿的整理做出了很大的努力，但限于学识和经验不足，加之对恩师的学术经验理解尚浅，不足之处难以避免，承蒙读者在阅读过程中予以教正，冀望一并告知，深表谢忱。

中医后学：李源

庚子年暑月·于宁晋草医堂

扫码领取

●学【中医理论】
●听【内科知识】
●背【常用歌诀】
●品【名医故事】

目录

肺系病证

脾胃系病证

心系病证

肝胆系病证

肢体经络病证

气血津液病证

其他病证

赵振兴常用药物组合

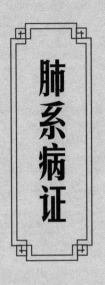

肺系病证

▌发热 ▌

高热

1. 临证实践证明，生姜对高热病人有妙用。发热病人输液和服药均易致脾胃功能降低或减弱，生姜为暖胃之佳品，同时生姜有解热发汗之功，故发热病人可食之。

2. 根据"心为君主之官""舌为心之苗窍""心开窍于舌""心主神明"之旨，临床对于高热昏迷者，可用温开水化开安宫牛黄丸，频频点舌，有奇效。

3. 民间退热法：应证用药时，成人可用丝瓜络、地骨皮，小儿用丝瓜络、木通、蝉蜕、地骨皮。此法为通阳退热法，任何高热均适用，较汗法快捷，临证可验之。

4. 治疗流行性乙型脑炎（简称"乙脑"）高热，可在白虎汤中应用大量生石膏（150~200g），其能截断热毒之势，并能有效地保护因高热引起的脑组织损害。适应证必须为湿热炽盛。大量生石膏需武火煎煮为宜，中病即止，石膏不是久服之品。

5. 临证凡遇高热咳喘之人可从中医热毒壅盛、痰闭肺窍方面考虑，在应证方药中可适量加大黄、皂角刺治之，因大黄、皂角刺有釜底抽薪、通腑泄热之殊功，此为上病下取之法。

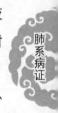

肺系病证

6. 临证凡遇高热、头痛、眩晕等急性病证均可大椎穴针刺或放血，常收佳效。因为大椎穴为督脉经穴，位于第七颈椎棘突下，为手足三阳、督脉之会。大椎穴针刺或点刺放血能疏通督脉及六阳经之气血，故可获效。

7. 高热病人可在内服药的基础上配合中药足浴，方法是：麻黄 15g、桂枝 15g、防风 15g、透骨草 10g，水煎 15 分钟，熏洗浸泡双足 20~30 分钟，剩余之药渣可加水再煎 1~2 次，一日浸泡 2~3 次。此法有解表发汗退热之效。

8. 在长期高热病人的治疗中，当邪气内传、正气败退时，要及时扶正救逆；当正气渐复，则予以扶正祛邪；当正气恢复、邪郁肌表时，则予以祛邪外出。

9. 高热病人取淡豆豉疏散表邪、护卫安中之效，加入应证方药中可收效，并可助脾胃以利药物吸收。

10. 外感病出现高热者，若属卫气同病，邪在脏腑而属实热证，临证需突破先表后里之常规，大胆采用表里双解、内外共调之法，通过清热祛邪途径，快速排泄邪热毒素，促使机体康复。临证可取麻黄杏仁甘草石膏汤合升降散治之，方中石膏重用 30~200g、大黄重用 6~20g 取效甚捷。

11. 小柴胡汤最适宜治疗正邪交争之高热，如果再配上麻黄杏仁甘草石膏汤，退热的速度比输液来得都快。中医认为，治疗外感热病的原则不是对抗邪气，而是给邪气找出路，因势利导，通过发汗的方法将肌表的邪气散发出去。由于感冒初期，邪气比较浅，所以稍微一发散，邪气就会轻易祛走。感冒初期发热，用中医治疗，既经济又好得快。治疗外感寒邪，邪在半表半里者，若见高热，方中柴胡一味可用至 30~50g，退热有奇效，但需中病即止。

12. 治疗外感高热，柴胡、生石膏为必选之品，非大剂不可捷效，柴胡退热用量不少于 15~30g，生石膏不少于 30g，常用量为 100~120g，这不仅有利于缩短病程，还可截断病势，防止复感外邪和病情转变。二药的作用在于邪在卫分可解，邪在气分可清，不论有无表证，只要邪未入营血均可应用此二药。二药大剂量应用是退热之关键。

13. 外感热病，可用清热解毒药与活血化瘀药相配。常用药物有白茅根、白花蛇舌草、赤芍、牡丹皮、虎杖、丹参。

14. 急性高热多由外感邪气所致，部分内伤发热也可呈急性发热表现。临床可选清开灵、双黄连治疗。病程短、年龄小、呼吸道感染、血常规中的白细胞计数不高者宜用清开灵；病程长、年龄大、血常规中的白细胞计数偏高、消化系统感染宜用双黄连。

15. 温病初起，身体壮热，脉浮有力；或感冒初起，身热而不恶寒者，可放胆用生石膏 60~120g、大米 50~100g，水煮 500~1500ml，乘热尽饮之，令周身汗出而热解，有奇效。

16. 对于外感高热之治疗，要审证求因，因势利导，顺势透邪，务求邪气外达为要。清热之中勿忘养阴生津，纯用寒凉常常会变生他证。流感高热病机多为邪毒外袭，卫阳被遏，营卫失和，兼有湿浊内蕴，治疗当以清热解毒、疏风解表、祛湿和胃为好。

17. 在治疗外感高热时，一定要掌握如下原则：应用解表药时要佐以清热药，做到解表不忘邪热内传，清热不忘使邪外达。表里同病，阳明腑实宜加用大黄、玄明粉或枳实、瓜蒌，邪在半表半里宜和解表里，用小柴胡汤治之。

低热

1. 治低热可取补中益气汤合桂枝汤加青蒿治之。方中升麻、柴胡重用，不取升提而取其清热扶正、退热之功。桂枝、白芍二味能调和营卫，有汗可解、无汗可宣，在此通过调和营卫以调节体温而退低热。

2. 临证凡见自觉身热但体温不高或局限于身体某一局部发热，如主诉手足、颜面、背部或肛门周围发热，均可在应证方药中加入栀子一味，常收奇效。

3. 湿热：

（1）对热中蕴湿、湿热郁阻之证（胸闷、纳呆、便溏、口干苦而不欲饮、乏力、苔厚腻、低热缠绵），治以祛湿化浊，可用三仁汤加减。临床上治疗本证，因热中蕴湿，补脾不如运脾，可选苍术运脾化浊，取其辛烈燥湿之性，收效甚佳。

（2）三仁汤除用于湿热外，还可用于各种原因所致的长期持续性低热或高热不退的治疗。因三仁汤有宣畅气机、化湿解表之功，故以其加味可收效。

外感发热

1. 治疗外感发热，可在应证方药中适当加入发酵中药制品淡豆豉和神曲二药。二药可透散卫分、气分蕴阻之邪，常收佳效。

2. 感冒发热、咽痛无汗者，可用连翘 30g 煎汤，频服至周身微汗，其症即减轻或消失。连翘一药能清热解毒透邪，善清心而散上焦之热，常用于外感风热或温病初起，又能泻火解毒、消痈散结。

3. 感冒一病，书本上常分风寒、风热两型，但临床常见到这种情况，既似风寒，又像风热，寒热难辨，辛温解表少效，辛凉解表无效，若用辛温、辛凉合用之剂收效甚佳。常用方为羌荸蒲薄汤（即羌活、薄荷、蒲公英、牛蒡子），其发散外邪之力甚强，临床疗效优于其他感冒药，对流行性感冒（简称"流感"）、上呼吸道感染发热加青蒿疗效更佳。辛温之品善抗病毒，辛凉之品善抗细菌。

4. 治外感发热，一定要考虑不同内伤者的情况而因人制宜。患有慢性肺系疾患，起病早期即有痰热或痰湿征象者，可在辨证用药的基础上，初期加用瓜蒌皮、天竺黄、芦根、薏苡仁等清热化痰药物，防止疾病内传；素有高血压病、脑血管病患者，若在外感后以头晕、头痛、结膜充血为主者，慎用麻黄、桂枝、羌活等药物，临证可用桑菊饮为主调治，表证可选用紫苏叶、荆芥、淡豆豉等辛平解表药；糖尿病患者感冒后，即使无伤津及气阴两虚的表现，辨证用药时亦要适当择用玉竹、天花粉、麦冬、生地黄、沙参等益气生津之品，同时要慎用或少用解表药物，防止过汗伤阴；心血管病患者外感后，早期要注意选用太子参、合欢皮、当归、红花、瓜蒌、紫苏叶等益气活血、宽胸药物，慎用麻黄、桂枝等辛温解表药物，防止过汗耗伤气血。

5. 外感热病初期用小柴胡汤加金银花、连翘、青蒿有截断病势之功。

6. 阳明实热之证，无不重用石膏而奏功。盐山张锡纯对石膏的应用到了出神入化之境界，读《医学衷中参西录》可晓。张氏药量"以胜病为主"。用药方法：治疗外感实热证可大剂单用或与他药同用时"必煎汤三四茶杯，分四五次徐徐温服下。"这样煎服药之目的，可使药力留在上、中焦，使寒凉不至下侵而致滑泻。治外感热病，张氏认为"石膏凉而能散，有透表解肌之力，外感有实热者，放胆用之直胜金丹。"外感高热必用石膏，以透表解肌，逐热外出，其效优于西药解热镇痛之品。笔者凡遇外感高热，均告家属购生石膏 60~120g 加大米 1 汤匙煮水频频饮用，往往数小时后高热即退，未见不良反应。

7. 发热是机体感受外邪所引起的一种反应，临证首先是解除高热，防止神经症状的发生，截断病势的发展。中药退热的主要方剂是白虎汤，白虎汤的应用指征有四：一为发热不恶寒，二为口渴引饮，三为心烦自汗，四为脉洪大。只要出现上述症状即称白虎汤证，即可取白虎汤治之。在白虎汤证的四种脉症中，脉洪大有力是辨证之关键，尤其是右手的脉较左手更为显著，因左脉代表血分，右脉代表气分。病势发展到白虎汤证标志着气分热邪亢盛。方中石膏味辛，性寒，既可清内热，又能退肌肤之热，同时还能解肌疏表，使内蕴之热透表而出。石膏与知母同用，可退各种原因所致之高热，退热作用强弱与生石膏用量密切相关，常用小量 15~20g、中量 30~60g，若热不退可用大量 100~200g，往往应手奏效。重用石膏时可加甘草、粳米、天花粉或太子参和胃气以免寒凉伤胃。

临证用药心得

1. 发热病人可在退热方剂中少加太子参或黄精，可益气育阴，助正抗邪，而不助火。

2. 内伤饮食、外感表邪治当表里兼治。常用平胃散加炒谷芽、炒麦芽合感冒四药（羌活、薄荷、蒲公英、牛蒡子）治疗效佳。发热重再加青蒿、荆芥、防风。

3. 在退热中药中金银花、连翘相伍清热解毒，凉血散结，金银花甘寒不伤胃，既能解表，又可解血毒；连翘苦寒能解胸膈里热，又可散结通利十二经。

4. 临证凡见淋巴结肿大、发热汗出、心烦者，可在应证方药中加连翘 30~40g。

5. 中药退热作用不是直接作用于病原体，而是重在调整机体的防卫功能。通过辨证，选择的方药具有整体调整、多靶点的特点，如笔者自拟甲流六药方（银柴胡、忍冬藤、连翘、桔梗、黄芩、青蒿）就有良效。该方不仅退热、消炎、抗病毒，而且还能增强患者的免疫功能，与西药相比，退热快、症状改善明显，热退后无反复现象。

禁忌

1. 发热病人需忌肉、蛋、奶品的摄入，忌肥腻、腥臊之品饮食，宜进流质或半流质食物，每隔2~3小时可给予米汤、面汤、豆浆，适当食水果，多食青菜。

2. 发热或腹泻病人应忌食肉、蛋、奶之类，以免热量过高，这类食物有助邪、滞邪、助热之弊。

预防

1. 预防感冒食疗法：白萝卜50g、梨50~100g、白菜帮50g、橘皮3g、葱白1段、生姜3g，加水煮汤，连渣食饮之。此搭配之食疗方，可起到有病治病、无病防病的效果，对初期感冒有缓解症状的作用，煮食全家人用之可收预防感冒的作用，以上诸品加适量大米煮粥食用，效果也佳。此疗法润肺祛燥、退热止咳、温胃散寒，无不良反应，可放胆食用之。此疗法秋季和初冬服用较宜。

2. 冬至后是一年中最冷的时间，因室内外温差太大，加之天气干燥，人们易感风寒。防治冬季感冒方"神仙粥"有良效。神仙粥组方如下：生姜3片、连须葱白5段、糯米50g、食醋15ml。把糯米淘净后与生姜同放锅中煮，煮10分钟后放入葱白，待米软时再放食醋，再熬3~5分钟即可服用。晚上睡前趁热吃，吃完粥后卧床盖被子休息，避风寒，身上有微汗出为佳。本方为著名老中医沈仲圭先生经验方，他在《食物疗病常识》中说："神仙粥专治风寒感冒、暑湿头痛病、四时疫气流行等，初得病三日，服之即解。"

名家经验

1. 现代经方大师江尔逊先生认为体虚之人，卫外不固，外邪侵袭，可以直达腠理。腠理者，少阳之分也。所以说虚人感冒，纵有太阳表证亦为病之标；纵无少阳证或变证，却总是腠理空疏，邪与正搏，故可借用小柴胡汤，从少阳之枢，以达太阳之气，则太阳之标证亦可除。张仲景使用小柴胡汤于不可汗、吐、下的少阳病，正因其绝无伤阴耗气之弊，故可放胆用于虚人感冒，习惯用柴胡12~24g，完全按照《伤寒论》之剂量要求；而遇感冒高热，体质不虚者，柴胡可用30g以上。大家在研究和运用小柴胡汤及其类方之际，若能高度重视柴胡一药的推陈致新作用，将会大大拓宽运用范围的。

▌感冒▌

一、外感初期

1. 对外感热病初期难以分辨伤寒、温病者，笔者常取辛温、辛凉合方治之，常收殊功，即取香苏散合甲流六药方，常用药有：

炒香附 10g、紫苏叶 10g、紫苏梗 10g、陈皮 6g、甘草 6g、青蒿 20g、黄芩 6g、银柴胡 6g、金银花 15g、连翘 15g、桔梗 6g、地骨皮 10g，水煎服，日 1 剂。若煎药不方便者，也可取中成药交替服之，如清热解毒口服液、双黄连口服液、清开灵口服液等。

2. 外感初起笔者常取羌蒡蒲薄汤（羌活 9g、牛蒡子 9g、蒲公英 30g、薄荷 6g）合香苏散（制香附 9g、紫苏叶 9g、陈皮 9g、甘草 6g），辛温辛凉同用收效甚佳，伴咳嗽加前胡、苦杏仁、桔梗，发热加青蒿、地骨皮，高热加生石膏，夜间咳嗽明显加当归、仙鹤草、橘红。

3. 治疗外感初期宜用发汗解表，使邪气透达于外，此法为首选，常用葱豉汤、四根汤。其法效宏、价廉、方便，优于西药疗法。

4. 发汗后余邪不尽者，均可以桂枝汤为法调其营卫。处理外感邪热表证未尽时，均当参照此法以治之。

5. 临证凡见外感病发热初退，诸症渐消而进入恢复期，人体各系统功能尚未完全恢复者，不可骤增饮食，增加营养，防止变生他证，可进流质食物如米粥等，保养胃气可使疾病康复。亦可用下方调理：太子参 6g、陈皮 2g、玉竹 10g、蒲公英 10g、炒谷芽 10g，水煎服，日 1 剂，数剂即可见效。

6. 外感病若见鼻流清涕或见鼻塞不通者，可在应证药中加入苍耳子 3g。苍耳子通鼻窍、祛湿升阳、通督脉，临床证实有抵御流感和抗过敏之作用。与太子参合用，意寓扶正能迅速缓解感冒症状。

7. 外感后出现胁肋痛，多为邪留少阳，可用小柴胡汤治之，疗效可靠。

二、季节性外感

1. 夏日空调病效方：空调病属中医阴暑范畴，以暑月外感风寒，以致阴邪遏制阳气而为病。常见症状有发热、头痛、肢体酸紧痛、无汗、恶寒、胸闷不适、脉紧。

常用方药为：藿香 9g、紫苏叶 6g、清半夏 3g、茯苓 9g、柴胡 15g、黄芩 9g、荷叶 10g、青蒿 10g、淡竹叶 9g、防风 6g、香薷 6g、白扁豆 10g、连翘 9g、佩兰 9g，水煎服，少量多次分服。

2. 对夏季感寒外有表证、内有湿邪，或夏日感寒腹泻便溏，尤其是"时髦病（现代空调病）"，或四时外感胃肠不和者，均可用小柴胡汤合平胃散加减治之。

3. 立冬至立春期间，气温变化较人，人们以感受寒邪为主，北方地区冬季多干燥寒冷，以寒为主气，冬日外感大都由于内蕴积热，复感寒邪所致，针对寒邪束表、内有郁热之病机，治法常应外散风寒，兼以清透，方用感冒群药（羌活、蒲公英、板蓝根、大青叶、贯众）加青蒿、荆芥治之常收佳效。

4. 冬日外感者宜用辛温解表法治之，笔者常选荆防败毒散合香苏散治之；若为流感有传染倾向则用甲流六药合白蛇合剂（白花蛇舌草、白茅根、赤芍）治之；体弱之人感冒可取香苏散合玉屏风散加羌活、蒲公英治之亦效。

5. 感受风寒、头痛发热、淋雨受寒、夏日久居空调室内周身无汗拘紧不适，可用生姜 15g 切片加红糖 10g 煎水，趁热饮用，使周身微汗出，诸症即解。

三、虚性外感

1. 临证凡见虚人外感皆可取香苏散治之，方中紫苏用紫苏叶。若情志失调，肝旺脾虚或饮食不节伤及脾胃均可取香苏散，方中紫苏则选紫苏梗，均收良效。香苏散方中香附疏肝理气止痛，且能通调三焦气机；紫苏叶、紫苏梗顺气开郁，散邪和胃；陈皮理气健脾，化湿开胃；甘草益气扶正，调和诸药。

2. 补中益气汤合桂枝汤有补益肺气、调和营卫之功；可用于虚人外感，常收佳效。

3. 慢性消耗性疾病由于体虚易感冒者，可在应证药物中加入黄芪 6~9g、黄精 9~15g、太子参 6~9g，有气阴两补之殊功，长期服用方可收效。

4. 素体虚弱易感冒者，可用小柴胡汤合玉屏风散治之。未感能防，感后能治，疗效十分显著。

5. 反复感冒，久病伤元气，在益气固表的同时若培补元气则收良效。笔者常在应证方药中加入太子参、菟丝子、淫羊藿、补骨脂等，常收佳效。

6. 素体虚弱之人，不可用西药解热镇痛药发汗治感冒，因为体虚之人发汗，越发越虚，表虚卫外不固，更易致反复感冒。

气虚感冒治疗上多选益气解表之剂，常用"甘温除大热"法，因为患者大热是标，而其本是虚寒，用温补之剂是针对疾病虚寒进行调治，故常收佳效。临证所选方药为补中益气汤合香苏散加青蒿。

7. 外感病人在辨证用药的同时，可佐太子参扶助正气而祛外邪。

8. 石斛、玉竹、太子参可用于阴虚外感之人，因此三药育阴益气、不助外邪。

9. 临证常用补中益气汤，既可补中益气，又能用于虚人感冒之治疗。这是因为脾胃内伤病人，元气虚弱，容易感冒，患感冒后当然要治疗感冒，但用一般感冒药，往往疗效不好，若在应证方药中加入参、芪之药疗效较好。笔者治虚人外感常用小剂量补中益气汤合香苏散加青蒿、羌活、蒲公英。

10. 临证对于平日感冒，怕风寒、怕空调之人可选用太子参 6g、大枣 3 枚、陈皮 2g 冲泡或水煎服，长期饮用效佳。

11. 虚弱之人感冒缠绵不愈者，治宜益气固表、养阴祛邪，这样可扶助正气、增加机体抗病能力。常选药物有黄芪、白术、防风、山药、陈皮、砂仁、麦冬、玉竹、石斛、太子参、茯苓、桂枝、贯众、紫苏叶等。

四、上呼吸道感染

1. 上呼吸道感染，是指鼻腔、咽喉和气管的炎症，儿童多见，多由病毒感染引起。常用方：炙麻黄 3g、生甘草 3g、桑

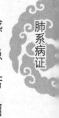

叶 2g、苦杏仁 3g、紫苏叶 3g、浙贝母 3g、前胡 3g、羌活 3g、蒲公英 10g、板蓝根 15g、橘红 2g，水煎服，日 1 剂，连用 3~10 天，即可收效。

2. 临证凡见上呼吸道感染病人出现咽痛、微恶风寒者，可在应证方药中加入紫苏叶、淡豆豉二药，常收良效。淡豆豉具有解表除烦之功，其透表之力较弱，适合风热、风寒之轻症；同时淡豆豉有散邪泻热、和胃除烦的功效；配合得当可用于卫气营血诸证。

3. 反复上呼吸道感染秘方：香油 100g 加热后，加入切碎葱白 2 段炸枯后去葱白，余香油待凉装瓶备用。使用方法：每日早晚将香油滴鼻孔 2~3 滴，连用 3~5 天，有奇效，临证可应用。

五、流感

1. 中医认为，流感为外感六淫和时行疫毒所致，属温病范畴，具有一定的传染性和流行性，群聚人群易感染，并易传变为温病，传播迅速，感染者病情往往较重。流感的临床常表现为卫气同病，以气分为主，易入营血分。因此，治疗时应适当参以透邪之品，分散其邪，使营分之邪出气分而解，即叶天士所谓"入营犹可透热转气"之意。临证常用下方治之：取青蒿、银柴胡清热透邪，黄芩、桑白皮清肺解毒，桔梗、大青叶利咽解毒，忍冬藤、连翘清热解毒，炙麻黄、生石膏宣肺清热，神曲、竹茹、淡豆豉和胃化痰。诸药合用，有清气泻热、宣肺解毒兼和胃化痰之功。临床证实本方有抗病毒之功，对流感有特效；

对高热（体温超过 39℃）不退者，生石膏可用至 60~120g，青蒿 30g，忍冬藤、连翘各 20g，退热可靠。

2. 治疗流感高热除用生石膏、知母、黄芩等清气分热之药外，有意识地加入生地黄、玄参、牡丹皮、赤芍等清营凉血之品，退热效果好，还能防止病邪内传。退高热不可忘掉青蒿，清内热不可忽视大黄。临证治高热，中药优势多，效果可靠，亦可配合大椎、少商放血治疗。

3. 中医药治疗流感有独到之处，疗效可靠，其特点在于辨证论治，根据地域、季节、个体和病情的差异，采用清热、解毒、祛湿等不同方法，常收良效。中医治疗流感高热强调"得正汗"，患者服药后微微汗出，体温徐徐下降，又不伤元气，病人没有大病初愈的虚弱感，这是中医治疗的优势所在。

验方

1. 感冒群药方：羌活 6~9g、蒲公英 15~30g、板蓝根 20~40g、大青叶 6~12g、贯众 6~9g。本方为笔者近年来临床积累的经验方，疗效可靠，可用于治疗和预防流感。

2. 川芎茶调散出自《太平惠民和剂局方》，为治疗外感风邪头痛而设。临床实践证明本方是治一切头痛的主方，不论左右、偏正、新久皆效。临证可结合辨证进行适当加减，用药得当，疗效好。

3. 治感冒小方：风寒感冒可用荆芥、防风各 6~12g，紫苏叶 6g；风热感冒可用金银花、连翘各 10~15g，白花蛇舌草 20g；表寒里热感冒可用桑叶、菊花、芦根各 6~12g。以上均可用热水冲茶饮用，忌吃肉、蛋、奶。切记每天饮水量宜在 2000ml 以上。

保健与预防

1.临证所见，感冒之防治，重在足下保暖，首先应注意避寒，沐浴后不可马上进入空调环境，平日不可在高楼下久站立，一年四季夜深后关闭门窗以防"贼风"侵袭。感冒之初常因伤于寒而卫气受损，中病贵在早治，若稍觉不适即用药，常可一汗而愈。至于素体较弱而重复感冒者取玉屏风散合桂枝汤治之，收效可靠。

2.自测感冒法：

（1）晨醒后用舌头舔硬腭与软腭处 3~5 秒钟，若有凉爽感即为正常，若出现温热感则为感冒潜伏期。晨饭后服速效感冒胶囊或板蓝根颗粒，日 2 次，连用 2~3 日即可避免感冒。

（2）夜间咽喉出现异物感，若平日无此现象，也是外感征兆，预防方法同上。

3.预防感冒首要做到通气不通风，即开窗不开门，开门不开窗，此条经验来自实践。

扫码领取
· 学【中医理论】
· 听【内科知识】
· 背【常用歌诀】
· 品【名医故事】

▌ 咳嗽 ▌

病机

1. 咳嗽一症，多由外邪侵袭所致，皮毛腠理失于正常的开合功能，或感冒后应用消炎药使脾胃受伤，脾失运化，脾虚生痰而贮于肺，使气道不利，故咳嗽缠绵不愈；咳嗽日久不愈又影响到肾，致肾不纳气，常出现喘息。临床上可用止嗽散合小柴胡汤加瓜蒌、苦杏仁、半夏治疗，常收佳效；咳嗽日久不愈可用止嗽散加当归、熟地黄、海螵蛸治之；若因情志不稳而咳嗽加重者或咳嗽时胸胁疼痛者，可用逍遥散合止嗽四药（桑叶、紫苏叶、浙贝母、前胡）治之，也收佳效。

2. 内伤咳嗽之燥咳，可用生地黄滋水润肺、清化黏痰，此为叶天士之经验。今人常忽视生地黄功效，临证可应证用之，生地黄与麦冬、炙麻黄同用，有蠲除痰阻之殊功。

3. 外感咳嗽，病初多因风寒外袭而作，其内因多为饮食不节、肠胃郁热。民间有"无热不受寒"之说，正如张景岳所谓："六气皆令人咳，风寒为主。"外感咳嗽多因风寒外袭，肺气失宣，肃降失司，气道不利，发为咳嗽。风寒咳嗽初可用三拗汤、小青龙汤、止嗽散等，择方化裁治之，疏风散寒，宣肺止

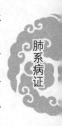

肺系病证

19

咳而收良效。若素体郁热，痰多色黄，发热气促即用麻黄杏仁甘草石膏汤加瓜蒌、石韦、青蒿、地骨皮治之。

4. 对发热咳嗽病人要抓住邪气犯肺、肺失宣发肃降这个病机，注意疏散外邪、宣降肺气。常用药物有桔梗、苦杏仁、紫苏子、厚朴、前胡、桑白皮，诸药相伍有良好的调整肺之宣发肃降的作用。

5. 临证时，对《黄帝内经》"五脏六腑皆令人咳"之语，宜细细观察予以辨治，常收佳效。咳而呕，胃咳也；发热、咳嗽、鼻流黄涕，胆咳也；咳嗽则大便遗，大肠咳也；咳则遗尿，膀胱咳也；咳而腹满、不欲饮食，三焦咳也。胃咳可用甘草泻心汤加前胡、白前、款冬花、苦杏仁治之；胆咳可用大柴胡汤加谷精草合苍耳子散治之；大肠咳可用桃花汤合玉屏风散、抗过敏四药（徐长卿、女贞子、茜草、乌梅）治之；膀胱咳可用五苓散加人参或用济生肾气丸治之；三焦咳可用麻黄杏仁甘草石膏汤合二陈汤、三子养亲汤合而治之。咳嗽之治，不仅治肺，应从五脏六腑角度进行全面考量，方可收到满意疗效。对经文所论不可拘泥字下，要结合临证细细体味，抓住主证，针对主要矛盾辨治，收效则著矣。

咽喉刺激性咳嗽

1. 临证对刺激性呛咳患者可用止嗽四药加僵蚕、蝉蜕、木蝴蝶治之，对痉挛性喘息者可用芍药甘草汤加蜈蚣治之。

2. 桃仁、威灵仙相伍治咳嗽有效，特别是对喉源性咳嗽有奇效，二药相伍上可治咳嗽、消痰唾，下可通便而利肺气。

3.喉痒则咳者，蝉蜕可医，临床配荆芥穗、木蝴蝶、乌梅能迅速止喉痒欲咳嗽。

4.地肤子祛风止痒，与荆芥穗、乌梅相伍可治咽痒。对上呼吸道感染后顽固性咳嗽，证属余热未清、肺失宣发肃降者有效。

5.咳嗽见咽痒，橘红、僵蚕、荆芥穗必用，气逆痰嗽选前胡，痰深难咳用白前、天花粉。

6.临证凡见顿咳或咽痒即咳而痰少者，均可用下方治之。处方为：桑白皮12g、地骨皮12g、沙参15g、麦冬10g、蝉蜕10g、紫菀15g、苦杏仁3g、浙贝母12g、桑叶10g、炙枇杷叶10g、忍冬藤20g、当归10g，水煎服，日1剂。

7.临证凡遇咽痒频咳者，可在应证方药中加入薄荷6g、钩藤10g、蝉蜕10g、刺蒺藜10g，常收佳效。

8.临证凡见早晨起床后咽痒即咳嗽者，可取老姜3片放口中慢慢嚼碎，将汁咽下，可收立竿见影之效。

9.金铃子散有清热疏肝、行气止痛之效。名医邵长荣先生临床上将此方用于治疗喉源性咳嗽，收到良效，临床经验证明逍遥散合金铃子散治疗喉源性咳嗽疗效可靠。

10.临床对于百日咳或痉挛性咳嗽，可在应证方药中加炒白芍30g、甘草6g、蜈蚣1条治之，有奇效。

11.喉源性咳嗽病位在咽喉不在支气管，多由风邪所致，此病多发生于过敏体质之人。鼻和咽部是人体与外界联系的重

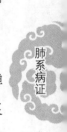
肺系病证

要窗口，也是外邪入侵人体的第一道屏障，外邪、尘埃、油烟等生物及理化因素侵犯人体往往都从咽、鼻而入，故素体过敏者，最易在鼻咽部引发过敏性炎症。中医认为风胜则痒，喉源性咳嗽的特点是喉痒干咳，治宜清利咽喉、润肺止咳、祛风解痉。处方用：徐长卿 10g、乌梅 9g、茜草 10g、女贞子 10g、蝉蜕 10g、桑叶 6g、牛蒡子 10g、僵蚕 10g、紫苏叶 6g、浙贝母 6g、前胡 6g、射干 6g、天冬 10g、麦冬 10g、防风 10g、桔梗 6g、炙甘草 6g，水煎服，日 1 剂，连用 5~7 剂。

慢性咳嗽

1.慢性咳嗽偏方：木蝴蝶 10g、冰糖 15g 水煎煮，代茶饮有效。

2.咳嗽久治不愈，其病机多为痰瘀阻滞气道，肺失宣降。中医认为久病必瘀，肺络瘀血，可在辨证的基础上，适量加当归、桃仁、红花、地龙、蝉蜕等。

3.临床对久咳而邪未传里之证，在辨证的基础上加入桃仁 9g、威灵仙 20g，常收捷效。

4.久咳不止，渐有虚象者，临证可在应证药物中加入白芍、炙甘草，有奇效。肺痨咳嗽少痰者可合抗痨四药（丹参、黄芩、百部、功劳叶），久服有效。

5.咳嗽日久不止，痰有咸味者，可用金水六君煎加乌梅收良效。

6.淫羊藿、菟丝子温肾纳气，对慢性咳嗽病人可在应证药物中加入，增强祛痰止咳的功效。

7. 临证治疗咳嗽日久，气机失调之久咳者，在应证药物中加入白芍、地龙疏肝通络，可收佳效。

8. 治疗慢性咳嗽病人时，如除咳嗽症状外还有鼻塞流涕者，说明气管炎合并慢性鼻窦炎、副鼻窦炎。在辨证用药同时，可酌选白芷、辛夷、鹅不食草，可祛风通窍，缓解症状。

9. 临证凡遇单纯性咳嗽，久咳剧咳者可加地龙、前胡、百部三药。

10. 侧柏叶与车前子合用，可治疗慢性咳嗽痰白或咳痰不爽，二药有祛痰止咳之作用。

11. 咳嗽日久，阴血亏虚而致血气不和者，当归、熟地黄可医也。

12. 咳嗽日久、缠绵不愈证属余邪未尽者，可在应证方药中取百部、浙贝母收效，二药能宣肺止咳以清肺热。

13. 咳嗽久治不愈者，根据临床症状特点取以下治疗原则进行细心调治，常可收效。咽痒即咳，夜间重者，治以祛风止痉、抗敏止嗽，药用抗过敏四药加蝉蜕、当归；咳嗽频作，喉中发堵，胸闷不适，咳痰不爽，治从肝郁痰凝入手，用逍遥散加牛蒡子、沙参、荆芥治之；呛咳反酸，喘咳不宁多为食管反流所致，治以降气和胃，临证可用半夏泻心汤加旋覆花、橘红、枳壳、白前、前胡治之，食管反流得以控制，咳喘自平；久咳无痰，治以清金降火或润燥养阴或清肝泻火，润燥养阴常用沙参、天冬、麦冬、天花粉、乌梅合止嗽四药治之；对木火刑金之干咳，可用丹栀逍遥散合止嗽四药合而调之。中医治病，贵在识证，巧在变通，遣方用药紧扣病机则药到病减，效若桴鼓。

14. 临证观察表明慢性咳嗽的主要证型有风寒袭肺、肺阴亏耗和肝火犯肺，其中外感咳嗽以风寒袭肺多见。内伤咳嗽，由于病久正气耗伤，情志不遂肝气郁结，气郁日久，肝郁化火，木火刑金，故肝火犯肺，用逍遥散可收良效。可见慢性咳嗽不独治肺，疏肝法用之多效。

15. 外感后遗留咳嗽，久治不效者，临床要注意舌诊的观察。若见舌淡苔薄白者，可考虑风寒束肺；若见舌红苔薄黄或黄腻者，可考虑为肺热内蕴。临证治疗属风寒者，选用三拗汤，合止嗽散加减为宜；属风热者，用桑白皮汤加减，可用桑白皮、地骨皮、麻黄根、苦杏仁、黄芩、桔梗、天花粉、鱼腥草、芦根、仙鹤草，组方治之。

16. 顽固性咳嗽是指咳嗽反复发作超过月余不愈者，临床上常用疏调少阳法取效。常用小柴胡汤加当归治之，因少阳枢机和顺则机体气机调和，上焦郁滞得通则肺气宣降，咳嗽自止。

17. 咳嗽痰中带血日久，证属虚热上浮者，在应证药物中少佐艾叶炭、炮姜炭各2~3g，可收引火下行、温经止血之殊功，此理可在实践中细细体味。

18. 感冒后咳嗽日久不止，稍遇风寒或刺激气味则顿咳不已者，可用小柴胡汤加干姜、细辛、五味子治之。感冒咳嗽、咽红肿、咳嗽痰黄、身热多汗者，可用小柴胡汤重用黄芩15~20g加连翘、生石膏、炒栀子、苦杏仁、鱼腥草治之。

19. 久咳诸药不愈或喘嗽日久不缓解者，若见舌下络脉青紫则可用桃仁、苦杏仁、当归、地龙治之。

20. 久咳之人多伤肺阴，可用养阴润肺之佳品沙参与麦冬相伍治之。

21. 治咳嗽初病在肺，久咳不愈可从肝治，肝气条达可助肺气宣通，气道畅利，咳嗽乃平。正如尤在泾先生云："干咳无痰，久久不愈，非肺本病，乃肝木撞肺也。"临床常用柴胡疏肝散或逍遥散加减治疗。

老年性咳嗽

1. 老年人久患咳喘不愈，遇痰多者，不可做脾虚生痰论之，要从肾亏思之，因久病不愈必致肾水亏乏，此乃久病及肾之谓也。张景岳创金水六君煎方，其药物组成即二陈汤加当归、熟地黄，此方主治外感咳嗽属阴虚血少或肾气不足，水泛为痰诸证。临床治疗慢性支气管炎、肺源性心脏病（简称"肺心病"）之咳喘属肺肾阴虚、痰湿内蕴者有良效。辨证要点为："咳喘久治不愈，口有咸味或痰泛味咸者"，概括为"痰咸"二字。

2. 中老年人夜间卧床后出现咳嗽，特别是出现呛咳，并且反复发作长期不愈者，应到医院就诊，在排除呼吸系统疾病后即可确诊为胃食管反流病，可用半夏泻心汤合止嗽四药治之，常收佳效。

虚性咳嗽

1.临床上常见有一种咳嗽，咳声高亢，发出"空空"之声，俗称"破鼓声"，多为元阴亏耗、元阳浮越之表现，用滋阴潜阳之法可治。单方可用乌梅含之，日3~6粒可见效。因乌梅味酸，具有收敛摄纳之功，可使浮越之元阳重新潜藏于肾中，故咳可愈。

2.治秋燥良药有沙参、天冬、麦冬、石斛、百合、玉竹，秋季气候干燥，易耗人体津液，可用上药调之。沙参、百合、玄参三药合用有养阴清肺、清热生津之功效，对肺燥咳嗽用之有效。

3.牛蒡子既可用于外感咳嗽又可治虚劳咳嗽。张锡纯先生推崇该药，临证常与山药相配，认为二药最善止嗽。因山药善补肺、肾、脾，牛蒡子润肺利肺、降气通肠，二药止嗽安肺，故劳嗽自愈。

4.白芍柔肝敛阴，赤芍解痉活血，地龙清热解痉，三药合用可治痉挛性咳嗽，临床应用常收良效，三药对久病入络之久咳也有效。

5.雪梨、鸭梨生食能清火生津，熟食可滋阴润肺。古人认为，生梨可清六腑之热，熟梨则养五脏之阳，为果中之佳品。与川贝母粉2g、冰糖10g加水适量蒸熟，可治秋燥咳嗽。

兼证咳嗽

1. 对胃食管反流病所致咽部不适反复咳嗽可用枳壳 10g、厚朴 6g、甘草 6g、丁香 1g、砂仁 2g、木香 3g、乌药 6g、罗汉果 10g、木蝴蝶 10g 治之，服之有效。

2. 冠状动脉粥样硬化性心脏病（简称"冠心病"）患者夜间咳嗽可从肺、脾、肾三脏考虑，三脏虚弱、血气失和均可致夜间咳嗽。临证可取金水六君煎合四君子汤加砂仁、降香治之，收效极佳。

3. 金水六君煎可治咳则遗尿症，即中医所说的膀胱咳，现代医学称之为压力性尿失禁。此症女性多见，用力时如咳嗽、搬重物、大笑时，腹腔的压力超过尿道的压力因而出现漏尿、遗尿等临床表现。临证应用金水六君煎时，熟地黄、当归宜重用，二陈汤诸药用量宜小。本方主治肺肾阴虚、痰浊上泛之咳嗽呕恶、喘逆多痰、痰带咸味或咽干口燥、自觉口咸诸症。临证应用指征有二：一是老年患者见上症者，二是痰带咸味或咽干夜甚者。

4. 临证凡见发热恶风、咳嗽、咽痒、咽痛、乳蛾充血或肿大、痰少色黄、舌红苔黄、脉浮数，属风热犯肺、肺失清肃或肺胆郁热、邪气外袭者均可选升降散合银翘散治之。

5. 临证凡见外感后遗留咳嗽，症见胸胁不舒或咳引胸胁疼痛，或咳而欲呕、口苦心烦者，可选小柴胡汤合桑菊饮治之。

6. 咳嗽兼见呕吐者为肺胃郁热，用竹茹清肺凉胃。

7. 咳嗽咳痰不爽，咳则胸胁肋痛者，可在应证药物中加入橘络 3g。

8. 腑气不通之热咳，症见感冒后咳无休止、吐黄稠痰、大便秘结、尿少、舌红苔黄者，可用大柴胡汤加金银花、鱼腥草治之。

9. 临证对于夜间咳嗽重者可取当归 20g、淫羊藿 10g 治之。

10. 晨起咳嗽为宿食积滞，二陈汤加消导药治之。

经验方药

1. 咳嗽痰中带血可用方：百合、麦冬、天冬、沙参各 9~15g，百部、炙枇杷叶、功劳叶各 9~12g，白及 9g，川贝母 6g，苦杏仁 6g，桔梗 6g，藕节 9g，海螵蛸 20g，水煎服，日 1 剂。

2. 中医有"气上逆为咳"之说。治疗呼吸道疾病应调治肺为主，顺其宣清肃降之性。常选调肺五药：紫苏子、苦杏仁、桑白皮、黄芩、白前。五药中桑白皮、黄芩清肺泻热，热除而肺复治节之职；苦杏仁宣降肺气、止嗽行痰；紫苏子、白前降肺气而行痰顺气。

3. 岳美中老先生经验：治疗外感或久咳夹感时，咽痒加橘红，鼻塞可用白薇，咽痛加牛蒡子、连翘，喘加紫苏子、前胡，涕中带血白薇、桔梗同用。

4. 麻黄杏仁甘草石膏汤原载于《伤寒论》，目前在外感病中应用广泛，"汗出而喘，无大热者"多用之，发热性疾病、咳嗽类疾病均可辨证选用。临证亦可用于内伤疾病，凡属外感内热、郁热在肺诸证均可使用。应用指征为舌红苔黄腻或厚腻，脉浮数有力，只要有表寒证表现又有热象的疾病，如失音、过敏性鼻炎、湿疹均可选用此方，收效良好。

5. 金荞麦一药，俗名开金锁，为蓼科植物野荞麦之根茎，有清热解毒、祛风利湿、活血通络之功，金荞麦为民间用药，治肺痈排脓消痈、清热解毒作用优于抗生素，目前临床广泛用于痰热咳嗽、肺炎、咽喉肿痛及痢疾、麻疹肺炎。饮片常用量为 10~20g；金荞麦片每次 3~4 片，日 3 次。清肺热常配鱼腥草、炙枇杷叶、地骨皮等。

6. 威灵仙味辛咸，性微温，辛可祛风止痒、利窍搜痰，咸能软坚散顽痰，临证遇痰气郁阻咽喉之咳嗽有良效。

7. 木蝴蝶又称千层纸、千张纸、云故纸，其对咳嗽、音哑、喘息有良效，单味 12~20g 对老幼咳嗽应用抗生素效果不佳者有止咳作用。

8. 当归通肺郁、利肺滞，既可止咳化痰，又可通利化瘀，临床用于咳嗽痰喘。当归治咳喘，通利之中又具调补之能，故每用之。

9. 蝉蜕、地龙、僵蚕等虫类药对风痰咳嗽有显著疗效。其理论依据是此类药有两大功能：一是祛风解痉，二是祛瘀通络，现代临床药理研究认为蝉蜕、僵蚕、地龙、全蝎、蜈蚣等虫类药具有舒张支气管平滑肌、缓解支气管痉挛、阻断交感神经节传导、抗炎、抗过敏作用。

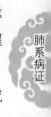

10. 牛蒡子有宣肃肺气、降逆止咳之功,瓜蒌有润肺化痰、散结润肠之效。二药相伍对咳嗽兼便秘者有效。

11. 柴胡、前胡相伍可用于外感风热或风寒化热之肺失宣肃咳嗽,表证较重者,柴胡用至20~30g疗效方显。

12. 荆芥与防风通治一切风邪,乃治风病之主将,二药使风邪外达,肺气得以宣发,清肃之令得行,气道得以畅通而咳嗽可得平息也。二药为外感咳嗽必用之品。

13. 茜草重用20~30g可治痰热咳嗽,既可活血又可化痰,疗效佳,临证可应证加入本药。

14. 蝉蜕有散风热、宣肺气、解痉挛之功效。凡见咳嗽日久,咽痒即咳者,蝉蜕与荆芥穗、乌梅合用,有药至病减之效。

15. 荆芥、防风同入肺经,有疏风散寒之功,临证常用于风寒咳嗽表证较重者。

16. 紫苏叶与生姜相伍可用于风寒咳嗽偏于在表,咳吐稀痰者。

17. 桑叶、菊花合用可用于风热或风燥咳嗽之初期。

18. 徐长卿与乌梅、苍耳子、桑叶、紫苏叶、浙贝母、前胡相伍有良好的宣肺止咳作用,小儿风寒咳嗽取之多效。

19. 黄芩善泻肺经气分之火,与丹参、百部相伍治疗肺结核潮热、咳嗽有良效,加功劳叶称为抗痨四药,可作为肺结核常用方。

20. 桔梗与枳壳相伍升中有降,既可宣降肺气而止咳,又可宣通气血、祛痰行郁,还可使内伏之热外达。外感咳嗽可在应证药物中应用，疗效好。

21. 肺热咳嗽与痰热咳喘可用桑叶配桑白皮，疗效较好。因桑叶轻清宣肺、清肺热、止咳嗽尤善清燥肃肺；桑白皮泻肺止喘；二药相配疏表治里，表里同治。临床对咳逆气喘，无论病之缓急，是否伴有外感均可应用。

22. 感冒后遗留咳嗽可用桔梗、百部、紫菀治之，此三药脱胎于程钟龄名方止嗽散。三药中，桔梗开宣肺气、利胸膈、引药上行、祛痰利咽；百部润肺止咳，新久咳嗽均可应用；紫菀开肺郁，化痰止咳。综合三药之功，为宣肺化痰、润肺止咳，三药药性平和、不伤正、不敛邪，可放心用之。

23. 感冒咳嗽可用炒艾叶煎水，熏洗双足，待温后泡脚30分钟，日1次，连用2~3次，可缓解咳嗽。

▌喘证 ◢

一、慢性咳喘

1. 临证实践证明，咳喘日久之人多见血虚或血气不和，调养气血则收效良好，常用药为当归。治痰饮咳嗽，干姜、细辛、五味子为必用之药，三药有蠲饮、敛肺、止咳之殊功，其妙处可在临证实践中深思也。

2.慢性咳喘患者，依据久病多瘀之理可知其肺络瘀血，常见血瘀肺脉之候，在应证药物中加入水蛭、当归常收佳效。现代医学研究也证实，水蛭与当归具有促进血液循环、改善微循环、消除微循环障碍的作用。

3.久咳久喘之人由于肺气宣肃功能降低或失常，常直接或间接造成肺络瘀血。五脏之中肺与气关系极为密切，而气与血又互为根本，故肺气失常必累及于血，常致气滞血虚或气虚血瘀或气血失调，血气不和而加重咳喘。

4.慢性咳喘久用寒凉，常致脾胃功能失调而见脾虚湿困、久病不愈、肝气郁结、气机失调者，可在应证方药中佐用青皮与陈皮，常收佳效。青皮柔肝平肝，陈皮健脾化痰，二药相伍肝脾调和，三焦气机畅达，则肺气宣肃通利。

5.慢性咳喘，病位在肺，日久脾肾受累，肺属金，脾属土，肺脾为子母关系；肺虚日久，子盗母气，脾气受损，致脾失健运，脾阳受困，脾阳不足；随后由肺及肾，肾补纳气，气喘渐趋严重，肾虚气化失调，津液上逆化为痰浊，痰浊内停则咳喘缠绵不愈，临证对咳喘稳定期的调理，重在调补脾肾阳气而达治本目的。临证可选异功散合补肾健脾汤加丹参、地龙治之，痰白量多可加陈皮、半夏，痰多色黄去五味子，咳喘甚伴腿肿可加葶苈子、紫苏子、炒莱菔子，痰黄黏稠加瓜蒌、桑白皮、黄芩，下肢肿甚加车前草、泽泻。临床要根据病情对方剂进行加减调配，药味控制在9~15味为宜。

6.咳喘日久必致肾气耗伤，临证可在应证方药中加入淫羊蕾、巴戟天、补骨脂等药以收补肾纳气之效，小便频数者可加金樱子、覆盆子固肾缩尿，体弱易感冒者加黄芪、党参、白术、防风益气固表，增强机体免疫力。

7. 咳喘日久，久病及肾，肺肾失调，肺络瘀血。肺肾两虚则咳逆气促，动则喘咳甚不能平卧，常自汗，易伤风感冒，其病机为痰瘀阻络，治宜纳气通络，常选药物黄芪、山茱萸、补骨脂、海螵蛸、牛蒡子、沙参、荆芥、葶苈子、丹参、桃仁、地龙、杏仁、桔梗、厚朴、橘红、干姜、细辛、五味子，根据病情遣方选药。诸药功效为补肺益肾、祛痰平喘、活血化瘀、通畅肺络、畅达气道。

8. 咳喘日久，肺络瘀血可见口唇紫暗、舌暗、脉涩，临证可在应证方药中加入当归、牛蒡子、沙参、荆芥四药，可使气血通畅，肺络宣通，诸症改善。

9. 咳喘日久，肺肾阴虚，舌苔少者，可从肺肾入手治之，滋肾阴、润肺燥可效，养阴润燥可选沙参、麦冬、竹茹、玉竹、天冬等；滋肾阴可择石斛、生地黄、女贞子、墨旱莲、淮山药，诸药可在临证应用，从中悟出金水相生之妙也。临证治咳喘日久，痰白清稀背冷，舌苔白腻者，可用小青龙汤加制附子，治之常收效。

10. 咳喘日久不愈者常致肺、脾、肾虚损，可用黄芪、党参、补骨脂三药来调补肺、脾、肾三脏之虚损，合入应证方中常收佳效。

11. 慢性咳喘为久病痼疾，其病机特点是正虚邪实，治宜除湿化痰、益气通络、肺脾同治，而健脾化湿为治病之本，常用二陈汤、温胆汤之类治之，遣方用药一定要做到益气与行气并重，以达正气渐复及行气通络之目的。临证可用黄芪、麦冬、太子参、沙参等品补肺金，同时可配以牛蒡子、蝉蜕、地肤子、荆芥等祛风通络之品，常收良效。

12. 痰阻肺络之咳喘，用炙麻黄、炒紫苏子、苦杏仁相伍有良效。咳嗽频频喉痒、痉挛性咳喘，可用僵蚕、蝉蜕、地龙相伍治之，有良效。痰阻胸膈、胸胁疼痛者，可用白芥子、青皮、木香、丝瓜络相伍，疗效可靠。

13. 咳喘痰多，遇寒则发，痰涩黏而难咳，可用《肘后方》录华佗皂角干姜甘草汤治之。药方：皂角刺、干姜、甘草各6g，水煎服，日1剂，方取皂角刺最善化黏痰也。

14. 临证气喘病人若见发作急迫、痰涌气逆者，葶苈子、川椒目可用；若咳喘病人见喉中痰深、黏而难咳者可予炒莱菔子、赤芍、海浮石、皂角刺治之；咳喘病人见痰黄苔腻属痰郁化火者，可用桑白皮、地骨皮、重楼三药治之；久咳之人，痰伏日深、饮邪内停、咳痰稀如水、苔腻而舌面少津者，若兼见大便溏稀不成形即可选熟地黄、苍术、干姜、五味子治之。咳喘已平，正气虚者可用黄芪、白术、防风、蛇床子、太子参益气养肺、补肾化湿、扶助正气，以防咳喘复发。

15. 培土生金法常用中药有党参、白术、山药、茯苓、黄芪，治咳喘因肺络瘀血者常选丹参、川芎、红花、牡丹皮、当归、地龙。治痰喘要注重调气药之应用，善治痰者不治痰先治气，常用之品有橘红、厚朴、木香、枳壳等。

二、反复性咳喘

1. 咳喘反复发作可致肺气宣降失常，肺络瘀血，可取当归活血化瘀、调和血气，改善肺络瘀血，达血运助气行。现代临床研究已证实当归有活血脱敏作用。

2. 治疗顽固性咳喘若见咳喘反复发作，胸闷胁胀，情绪不畅，脉弦者可取疏肝法治之。中医认为咳喘总不离乎气，虽有肺主气司呼吸之理，但肝胆主疏泄为通调全身气机之枢纽，通过疏肝，使一身之气机调畅，有利于整个机体功能的恢复。笔者在临床上常用逍遥散加补骨脂、海螵蛸、干姜、细辛、五味子治之，收效理想。

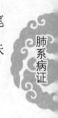
肺系病证

三、季节性咳喘

1. 冬春季咳喘病人增多，对于寒饮咳喘者常用经方小青龙汤加减治之。寒饮咳喘之特点有：一是痰多质稀色白，或呈蛋清状；二是天寒症重，遇暖减轻；三是发作时胸闷，气短甚则不能平卧；四是面部虚浮，苔滑舌质淡，舌体胖，或自觉舌冷。小青龙汤除对寒饮咳喘有效外，还可用于小儿百日咳、过敏性鼻炎遇冷发作、慢性结肠炎等的治疗。

四、老年性咳喘

1. 老年性咳喘需用麻黄者可用麻黄根代之，麻黄根行气分、收散越、敛轻浮，此为蒲辅周老先生经验。

2. 麻黄、射干合用，对老年性咳喘咽痒、干咳有效，无论寒热均可用之。

五、虚性咳喘

1. 对于咳喘病人由于肺气虚而无力咳痰者，可用黄芪、玉竹、太子参、百部、木蝴蝶、麦冬、女贞子诸药，扶正不助邪，肺阴得养，肺气得助，阴阳平衡，痰祛咳喘平。

2. 临证凡治喘嗽，不论虚实均可在应证方药中加入阿胶珠9~15g，可收安肺润肺之功。中医认为，阿胶可治虚劳咳嗽，既可养肝气又可益肺气。现代临床证实，阿胶能调节人体免疫机能，增强肺泡活力，可防治感冒。常食用阿胶者，可收预防感冒之效，虚弱之人尤宜。

咳喘兼证

1. 临证凡见咳喘病人便结数日不行者，均可在应证方药中加入全瓜蒌、大黄，即可收大便畅通、肺气肃降、咳喘渐轻之殊功。

2. 临证凡咳喘病人，夜尿频数，影响入睡者可在应证方药中加入白果、五味子、五倍子等，夜尿即可减少，咳喘症状即可改善。

3. 临证时对咳喘之人，要了解病人的大便情况，若见大便溏稀，次数较多，则寒凉药不可多用，同时要注意顾护脾肾，可在应证药物中加入炒白术、党参、枸杞、菟丝子、莲子之属；若见便秘或便黏不爽，大便臭秽者，此为腑气不通或肠腑积热，可加通腑润肠之品瓜蒌、枳实、炒莱菔子、酒大黄等，腑气通，肠垢去，咳喘自减，此法不伤正气，屡用屡验。

4.咳喘而见汗多者，可用麻黄根、炙麻黄与熟地黄相伍，可平喘止汗、滋肾阴，常收佳效，麻黄得熟地黄平喘息而无汗出之弊，诸药同用可收温督脉、通经络、益肾水、平喘息之殊功。

5.临床上咳喘病人兼见心烦不宁、便秘者，可用甘麦大枣汤加瓜蒌、苦杏仁、炒酸枣仁、莲子、莲子心，治之常收奇效。

6.川芎为血中气药，有通达气血之功，顽固性咳喘与三七相伍可提高治疗效果。

治疗思维

1.肺与大肠相表里，肺气以降为和，而肺气赖六腑以通之，腑气通则肺气亦降，故治咳喘时应注意保持大便的通畅，这对于咳喘的治疗有着十分重要的意义。

2.中医认为络脉有气络与血络之分，前者行气行津、温养机体、感传信息；后者行血行营、滋养机体、化生神气。牛蒡子、沙参、荆芥、丝瓜络、橘络、竹茹诸药合用通达肺络，络脉通利则咳喘得以缓解。

◢ 哮病 ◣

一、急性哮喘

1.凡喘急之症未发，则以扶正气为主，健脾化痰益肾固本；

哮喘已发，则攻邪为主，泻肺化痰，降痰下气；喘止后可用川椒目 15~20g 研极细粉，每次3g，生姜3片煎汤送下，日 2~3次，可除痰火以预防复发。

2. 哮喘急性发作时，不论有无表证，临证均可选用炙麻黄与麻黄根二药。麻黄单用发散太过，易伤正气，虚人不宜；若与麻黄根同用，取麻黄根敛肺气、固表止汗之功，可相辅相成，宣中有敛即可收宣肺平喘之佳效，既可防宣散太过，又收定喘之效。其用药剂量为麻黄 6~12g、麻黄根 10~20g，若遇体质偏弱者可用桂枝与厚朴相伍亦收良效，取桂枝和营血、散寒解表、通利肺气；厚朴下气降逆、消痰平喘之效。临床上对顽咳之人，见舌暗唇紫、舌下络脉青紫者，可用虫类药搜风化痰，消散肺络瘀血，常用药为蜂房 3~6g，全蝎、蜈蚣研粉每次冲服 1~2g 为宜。

3. 哮喘病人发作时胸膈发热、苔黄、舌红者，可在治标方药中加入生大黄 3~6g、芦荟 1~3g，对缓解哮喘有一定疗效。此即通腑泄热法在哮喘一证中的具体应用。

二、慢性哮喘

1. 哮喘病人若偶见咳嗽微喘但迁延不愈，可用二陈汤加百合、沙参、当归、海螵蛸治之。

2. 哮喘日久，必是肺肾虚损可用人参、五味子、阿胶、核桃补之常收良效。

3. 老寒喘咳农村多见，秋冬发病缠绵难愈，数年或数十年年年发病，逐年加重，渐累心、脾、肾，宜早治为好。本证要点有一寒、二痰、三脾肺同病、四久病及肾。其治则为温肺、化痰、健脾、益肾。温肺用细辛与紫苏叶，健脾用干姜与白术，化痰用二陈汤，益肾纳气用熟地黄、当归、五味子，玉屏风散益气固表防外感。症重时组方量宜大，咳缓时可用半量久服，可收防治之效。

4. 久喘之人，久病及肾，若真阴亏损，精不化气，则上下不交而喘促，宜填补肾精以助纳气也，可用女贞子、桑椹益肾填精充养髓海；用桑白皮泻肺中痰热，桑白皮药性平和，泻而不峻；取桑寄生益肝肾，纳气平喘兼祛风湿，活血通络。以上四药可用于久喘之人，结合辨证常服有良效。若与平喘五药（麻黄、麻黄根、紫苏子、炒莱菔子、葶苈子）合用标本兼治，其喘可平矣。

5. 哮喘有年，冬春加重，受凉或疲劳后即复发者，可用吴茱萸汤。应用要点有二：自觉有寒气，自少腹部上冲；咳吐白色泡沫样痰。

6. 哮喘日久，肾不纳气者可用下方：淫羊藿 20g、菟丝子 12g、功劳叶 12g、当归 20g、熟地黄 20g、炙甘草 10g、海螵蛸 20g 治之。本方有补肾纳气，使气息归根之殊功。

7. 治疗顽固性哮喘若在应证方药中加入鬼箭羽、沙参可增强疗效，一则可破血化瘀，二则补肺通络，故有效。

8. 哮喘病在肺，源在脾，根在肾。哮喘日久，常三脏受累，诊治时要细辨其虚而调之。

9. 喘证日久属肾不纳气者，可用山茱萸、沉香、核桃（捣碎入药，仁、壳同用，取其益肾纳气、祛风强心之意）治之，可收良效。

三、过敏性哮喘

1. 过敏性哮喘是以肾阴虚损为主。肾虚精不化气，肺损气不归精，故见气息短促。临床可用抗过敏四药合六味地黄丸加五味子、苦杏仁、地龙治之。

2. 过敏性哮喘可考虑为风邪犯肺、邪阻肺络、气道挛急，治疗以疏风宣肺、解痉止咳为主，选药有炙麻黄、紫苏叶、五味子、牛蒡子、金荞麦、石韦、前胡、地龙、徐长卿、茜草、女贞子、乌梅、当归。

3. 从肾主纳气入手调治呼吸系统疾病，如治哮喘通过补肾调阴阳、通阳气、化痰湿而收效，过敏体质责于肾。过敏性喘咳通过补肾法也可见效。

4. 治疗过敏性哮喘常用的疏散外风药有炙麻黄、紫苏叶、荆芥、防风等，此类药质轻性散可宣达肺气；平息内风药常选地龙、僵蚕、蝉蜕等。药理研究证实以上祛风药均有缓解支气管痉挛和抗过敏作用。

四、支气管哮喘

1. 对于支气管哮喘发作期，肺心病呼吸衰竭、肺炎患者出现腹胀便秘者，可采用降气通腑之法，使衰竭之肺气宣发肃降、胃气和降，肺胃之气宣降，气顺则痰消，诸症减轻。常选药物有厚朴、苦杏仁、紫苏子、葶苈子、炒莱菔子、瓜蒌、旋覆花、枳壳、神曲等，验之效佳。

2. 支气管哮喘病人临证治疗时，不论是急性发作期还是慢性持续期，肾虚均可贯穿于本病的全过程。临证遣方用药时，可在应证药物中适当选加温阳纳气之品，可明显提高疗效。防治哮喘选用温阳之品为淫羊藿、菟丝子、山茱萸、巴戟天等，疗效可靠；附子、干姜类过于温燥，即便使用，量亦应小。肺脾虚易感冒者，可合玉屏风散治之。

3. 支气管哮喘属于中医哮病范畴，其病机为寒盛阳虚，痰瘀伏肺为宿根。外感风寒、饮食不节、劳累过度等诱发因素刺激，均能导致痰阻气道，肺失宣降，从而诱发哮喘。哮喘稳定期未发治以益肾健脾、扶助正气为主，常选方剂为六味地黄丸合六君子汤加补骨脂、海螵蛸、五味子、当归。哮喘发作时以攻为主，其治则为解表降气、润燥化痰，常以《金匮要略》射干麻黄汤加减治疗，常用药可择射干、麻黄、紫菀、半夏、细辛、苦杏仁、桔梗、五味子、厚朴、紫苏子、地龙、桑白皮、炙枇杷叶、款冬花、橘红等。若病情较重则可配合西药予以解痉祛痰、消炎，可显著缓解支气管哮喘的临床症状，降低气道炎症反应，有效改善肺功能。

4. 治疗哮喘疗效能否巩固重在缓解期之调理，治宜扶脾益肾、补土生金，此为治本之法，不可操之过急，宜缓缓调理，正气足，脾肾固则发作次数少矣。

哮喘兼证

1. 临证对哮喘急性发作见颜面红、咳痰色黄、面部头部出汗、发热者可用麻黄杏仁甘草石膏汤加地龙治之。

2. 哮喘发作见频频打喷嚏、流清涕、痰清稀色白者取小青龙汤合香苏散治之，有效。

3. 平素体质虚弱，哮喘常因感冒诱发者，可用小柴胡汤合半夏厚朴汤治之，可起到强体质、防哮喘复发的作用。

4. 临证凡遇哮喘，症见面色青晦、形寒肢冷、口淡无味、舌淡苔白滑、脉沉滑弦者，可考虑为寒痰凝滞，在应证方药中加入皂角刺与白芥子。皂角刺性温，味辛，入肺经，有滑痰通便之功，便结者可选；白芥子辛温入肺，有温肺豁痰、通达皮里膜外之痰之功，气逆胁胀者尤宜。

5. 哮喘病人若见痰多苔白腻者可选葶苈子、紫苏子、炒莱菔子治之。

6. 紫苏子、炒莱菔子、白芥子合用即三子养亲汤，有降肺气之逆、消痰浊之壅、通脾胃之滞的作用。

7. 喘息病人若服中药后便溏次数偏多，可在应证方药中加入党参、百部、泽泻、茯苓，可收佳效。

8. 哮喘之人最怕感冒，因鼻肺相通，外邪侵袭，鼻肺首当其冲。鼻咽受邪，流涕、喷嚏顿作常为致喘之先兆，故在遣方用药时选加辛夷、苍耳子、白芷宣肺利窍之品，可防其病情加重或病情复发。

经验方药

1. 升降散为笔者临床常用方，该方有升清降浊之功，临床应用广泛，疗效可靠。其配伍集宣、清、下为法，升降散与平喘五药合用可治哮喘，不论便秘与否，均可应用，排便每日1~2次为宜，不超过3次为好，超过3次可将生大黄改用大黄炭，另加太子参、炒白术其效更佳，此法用于哮喘初期。

2. 哮喘的发生常与肾虚有关。肾气不足，气化失常，湿聚为水，积水成饮，饮凝为痰，痰浊阻于肺，内外合邪则可引动哮喘。防治药物可选补肾阴之熟地黄、山茱萸，补肾阳之淫羊藿、补骨脂，利水渗湿之薏苡仁、茯苓，化痰健脾之白术、鸡内金。

3. 温胆汤合三子养亲汤再加丹参、桃仁、地龙，可用于老年慢性支气管炎、哮喘证属痰浊阻肺者，有较好疗效。

4. 临证治哮喘，可用黄芪、炙麻黄、当归、海螵蛸相伍，治疗久喘体虚者有佳效。治疗虚喘若用补肾纳气之品无效时，酌加炙麻黄一味，常收药半功倍之效，当归调和血气，改善肺络瘀血，与海螵蛸合用平喘之力甚著。

5. 哮喘小偏方：苦杏仁 6g、百合 10g、鱼腥草 15g、金银花 10g、炒莱菔子 20g，水煎煮代茶饮，日 1 剂。

6. 徐长卿止咳镇痛、活血解毒，蝉蜕散风热、宣肺定痉，二药均有抗过敏之功。二药合用可用于哮喘的治疗。

7. 六味地黄丸与五味子相伍有温肾纳气之功，磁石有纳气平喘之效，诸方药可相伍为用。

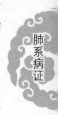

肺系病证

8. 地龙与蜂房相配有清热化痰、止咳平喘的功效。

9. 桃仁与地龙活血化瘀、化痰平喘，与化痰散结之夏枯草相伍可用于支气管哮喘病人的治疗，对肺络伏痰兼有瘀血而致的气道不利，效佳。

10. 麻黄与麻黄根相伍开合相济，可调整肺气，改善肺功能，无升压兴奋之弊。二药与三子养亲汤（紫苏子 9g、白芥子 9g、莱菔子 9g）合用可治哮喘。

11. 百部与款冬花相伍，可治疗喘嗽不已，对久咳痰中带血有效。

12. 川椒目有平喘之功，对喘急甚者可用川椒目研细末，用姜汤送服，每次 1g，日 2~3 次，有截喘之殊功。

13. 治喘可寻三子（紫苏子、莱菔子、葶苈子），三者皆为治痰之佳品。紫苏子降气化痰，莱菔子消食化痰，葶苈子泻肺祛痰。

14. 桃仁、苦杏仁、地龙为活血化瘀、宣肺平喘之重要三药。对咳喘日久、瘀血阻于肺络者有良效。

15. 沉香降气平逆、温中暖肾纳气，与暖下焦之紫石英相伍，可用于久喘之人。

16. 石韦有清肺止咳平喘的作用，临证配当归、海螵蛸用于哮喘。

17. 白术与鸡内金相配，健脾化痰以治喘嗽；二药补脾胃、运化脾胃、消食积、化痰止喘嗽。

18. 当归养血活血，紫苏子降气化痰止咳，二药相配气血双调、降气化痰、行血畅达气道，共奏消痰、止咳、平喘之功。

19. 治哮喘服诸药无效者，以乌梅丸加地龙、沉香治之，3剂而喘平。

20. 息风平喘三虫药：僵蚕息风止痉、化痰散结；地龙清热息风、通络散结平喘；蝉蜕疏散风邪。三药协同可息内外之风气而平喘，其中蝉蜕、僵蚕归肺经，地龙归膀胱经，可引诸药直达病所。临床治疗哮喘若能标本兼顾，外感与宿病并治，在遣方用药中加入以上三药可收效。

21. 半夏与芡实相伍降胃补肾以平喘。其意为治喘先治痰、痰清则喘平、宣肺先降胃、胃降气自顺。

22. 冬瓜仁、天花粉相伍，可爽利咽喉去痰平喘，可将气管宿痰排出体外，对喘证常收佳效。

名家经验

1. 元代朱丹溪在其著作中，有川椒目截喘的记载，《脉因证治》论述曰："劫药方，治喘不止，甚不可用苦寒药，可温劫之，椒目二钱，为末，姜汤下。"临床证实椒目对支气管哮喘、急性支气管炎、心脏病喘息、肺气肿等喘症均有平喘之功，符合古人用椒目治诸喘不止的论述，老年人用之尤宜，尚有抗过敏之效。

2. 据有关古籍记载，关于哮喘治疗的论述曰："治之之法，在上治肺胃，在下治脾肾，发时治上，平时治下，此一定章程。若欲除根，必须频年累月，服药不断，倘一曝十寒，终无济于事也。"

3.叶天士经验:"喘之一症,实则治肺治胃,虚则治脾治肾。"临床上对于虚喘之人可用桂枝汤加补骨脂、海螵蛸温运脾肾之阳,二陈汤和胃化痰,干姜、五味子、细辛温化寒饮、收敛肺气,再入党参、核桃助肾纳气。诸药合用喘逆自平矣。

4.支气管哮喘之人若咳吐黏液性白沫痰,岳美中先生常在应证药中加入清半夏9g、桔梗5g、吴茱萸6g,有殊效。

5.茵陈苦平疏利,藿香芳香悦脾,二药同用有宣畅中气的作用,无论是哮喘发作期或缓解期的患者,在辨证用药的基础上加茵陈9g、藿香9g,对于减轻哮喘的发作和预防复发均有一定效果。哮喘病人胸膈烦闷不畅,食欲欠佳者尤效。(邵长荣先生经验)

▍痰饮▍

一、胸腔积液

1.胸腔积液,中医称为悬饮。古人谓:"悬饮者,水流胁下,咳唾引痛。胁乃肝胆之位,水气在胁,则肝气拂逆,而肺金清肃之令不能下行,故咳而引痛也。"

2.治胸腔积液,可用紫菀30g,煎汤送服牵牛子粉2g、大黄粉 2g，可收逐水通腑散瘀之殊功，屡用屡验。

3. 悬饮病机关键为阳虚水泛，肺气失宣。临证可用小青龙汤合葶苈大枣泻肺汤治之，收效较好。小青龙汤有解表散寒、温肺化饮之效，本方可分解痰饮，使其从肌肤水道出；葶苈大枣泻肺汤有泻肺利水、下气祛痰而不伤正之功。常用处方：葶苈子 15g、大枣 6 枚、炙麻黄 6g、桂枝 6g、干姜 3g、细辛 3g、五味子 6g、炒白芍 9g、清半夏 9g、甘草 6g，临证加紫菀 20g、川椒目 6g 效更佳；若咳喘烦躁发热者可加生石膏 20g。

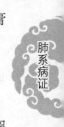

二、胸膜炎

1. 紫菀、冬瓜仁、川椒目三者相配，可治胸膜炎所致的胸腔积液，尚有预防胸膜粘连的作用。

2. 葶苈子有泻肺之功，与川椒目、紫菀相伍有治疗渗出性胸膜炎的作用，尚有消除胸腔积液、减轻或缓解胸膜粘连之功。胸膜炎病人还可饮服二海茶，即用昆布 12g、海藻 12g 泡水饮用，有软坚散结、促进炎性渗出物吸收之功。

3. 笔者临证常用下方治疗胸腔积液：紫菀 30g、川椒目 6g、瓜蒌 15g、桑白皮 9g、葶苈子 6g、橘红 6g、清半夏 6g、茯苓 9g、紫苏子 6g、刺蒺藜 10g、百部 10g、橘络 2g，水煎服，日 1 剂，连续服 15~30 剂可效。结核性胸腹炎加功劳叶、夏枯草；肺癌胸腔积液加薏苡仁、浙贝母、半枝莲。

肺胀

1. 呼吸系统疾病如慢性阻塞性肺疾病（简称"慢阻肺"）、哮喘、支气管扩张等虽属于不同病种，但其发病机制及病理变化有共同之处，发病之根源均为正气虚损，导致痰浊、瘀血阻于肺络，治病之关键在于调护人体正气，调理肺、脾、肾三脏，固护正气，使正气存内，从而防御外邪之侵袭，以减少急性发作，延缓病变进展。如果将治疗之重点移至病情缓解期，体现中医"治未病"的特点，疗效更好。肺间质纤维化是疑难病，临床无特效方法，其病机为气虚血瘀、肺络痹阻，从益气化瘀、疏通经络入手，长期调理可收疗效。中医治疗不仅可改善临床症状，而且能延缓肺功能进展，提高患者之生存质量，疗效优于西药。

2. 慢阻肺稳定期可从补肾健脾益肺入手，结合病人实际遣方用药。本病属中医咳喘范畴，本虚标实，虚实错杂，虚为肺脾肾虚，标为痰浊瘀血。补肺脾用黄芪、党参、太子参，补肾纳气选山茱萸、黄精、补骨脂、山药、熟地黄等，健脾化痰用二陈汤，百部、炙枇杷叶、苦杏仁、木蝴蝶润肺化痰，桑白皮、地骨皮、浙贝母清肺化痰，麻黄、地龙清热平喘，葶苈子、紫苏子、炒莱菔子强心降气平喘，牛蒡子、沙参、荆芥通肺络平喘。以上用药经验要综合考虑，不必全用，要择药而用之，总原则为整体调节、标本兼治，提高肺功能重点改善咳嗽、咳痰、胸闷、气短等临床症状。

3.在临床上，中医对慢阻肺的治疗中多重视化痰法的应用，常用治法有清热化痰法、燥湿化痰法、化痰逐饮法、活血化痰法、理气化痰法、通腑化痰法、健脾化痰法、补肾化痰法等。这些治法的综合运用可改善呼吸功能、减轻呼吸道症状，与西医疗法相比较占有一定优势。对于急性发作病人中西医配合则优于单一疗法，根据患者具体情况可从标本两方面进行论治。如痰热为主则运用清热化痰法，以虚为主则采用扶正化痰法，中医还可配合三伏贴进行内治与外治相结合的方法进行预防和治疗。中医综合调治既可改善患者的自主症状，降低医药费用，又能减少疾病发作的次数，对提高患者的生活质量有益处。

慢阻肺属中医肺胀范畴，朱丹溪认为治疗肺胀"宜养血流动乎气，降火疏肝以清痰"；清代张聿青、蒋宝素根据"喘因痰作"提出"欲降肺气，莫如治痰"；近代名医程门雪指出，咳喘属痰浊者固不待言，属外邪袭肺者亦当注重化痰，因外邪不论寒或热均可致液聚痰凝，阻气机之肃化，碍治节之下行，气不得降而为咳为喘，缓解期虽以本为主，然而痰饮有形之实邪不去，正亦难复，告诫医者对咳喘的治疗，不论急性期还是缓解期均应重视治痰，以上观点对临床有指导意义，应在实践中重视和应用。

肺痨

1.肺结核病人可从益气滋阴、化瘀抗痨治疗入手，临床验之确有效果，常用药物有黄芪、知母、百部、黄芩、女贞子、功劳叶、太子参、玄参、沙参。纳差者加炒谷芽、炒麦芽、鸡内金，咳嗽明显者加海浮石、木蝴蝶、款冬花，咯血者加白及、阿胶珠，低热者加青蒿、地骨皮、银柴胡，汗多者加霜桑叶、浮小麦，失眠者加丹参、炒白芍、炒酸枣仁、柏子仁，反复感冒者加白术、防风、蒲公英，干咳少痰加天冬、麦冬，喑哑加蝉蜕、牛蒡子、荆芥。药理研究表明黄芩、百部对结核菌有抑制作用，两药与丹参合用既可改善血液流变学，又能杀灭结核杆菌，中药对肺结核耐药病人的恢复有重要意义。

2.慢性肺结核长期用药而病灶不钙化者，多为久病致气阴两虚，实践中可参考用下面几组药组方，疗效尚可。

（1）黄精合抗痨四药对久治不愈之肺结核有效。

（2）补肺气、益肺阴可选黄芪、黄精、太子参、玄参、沙参。

（3）润肺止咳、清肺化痰，可用止嗽四药：桑叶、紫苏叶、浙贝母、前胡。

（4）发热可选青蒿、地骨皮、鱼腥草清热凉血、透热退热。

（5）痰中带血或咯血可选阿胶珠、白及、仙鹤草。

（6）收敛肺气可选诃子、五味子。

（7）便干可选瓜蒌、紫菀、苦杏仁。

（8）便溏可选菟丝子 20~30g、莲子 10g、茯苓 9g、白扁豆 10g、薏苡仁 15g。

3. 虚劳之人外感时邪，柴胡、桔梗为必用之品。若外邪已撤，元气耗散则宜清源补敛、清凉滋阴以治之。汪绮石先生云："治肺之道，一清一补一敛，故麦冬清，人参补，五味敛，三者，肺怯之病，不可缺一者也。"临证治肺痨选药常用之品有玄参、麦冬、五味子、生地黄、牡丹皮、地骨皮、百合、桑白皮、女贞子、黄芩、功劳叶之类。青蒿、牡丹皮、地骨皮对结核病发热有较好退热作用。

4. 肺结核低热日久不退属气阴两虚者，可用生山药100g、炒山药 100g、陈皮 3g 水煎煮，吃药喝汤，日分 3 次，连用数周可效。山药重用调补气阴，补而不滞，故久服体力增，低热退而收功。

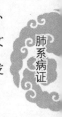

▌其他▌

气管炎

1. 中医理论认为久病肺虚、正气不足、痰浊内生是慢性支气管炎的病理基础。痰浊内壅为常见类型，本型多为老年慢性支气管炎者，体质偏虚寒，体内湿浊盛；感受外邪后导致痰浊有形之邪在体内郁滞，气血运行不畅而致感染；临床可用阳和汤合平喘五药治之，有佳效。处方为：熟地黄20g、鹿角霜15g、白芥子9g、肉桂3g、甘草3g、炮姜3g、炙麻黄5g、葶苈子9g、麻黄根5g、紫苏子6g、炒莱菔子15g，亦可在方中加黄精20g、黄芩9g、百部10g，则效更好。

2. 喘息型气管炎方：白果9g、炙麻黄5g、全蝎1g、炙甘草9g、生石膏24g，水煎服，日1剂，连用6~15剂。

3. 山西阳泉民间支气管炎效方：黄芪、紫苏子各15g，紫苏叶、炒莱菔子各6g，白芥子、甘草各10g，水煎服，连煎3次和匀分3次服，小儿药量减半。

4. 急性气管炎临床表现多见咳嗽、痰黄、恶寒发热、口干、舌苔黄。辨证多属风热犯肺，常用下方效佳。处方：炙麻黄6~9g、黄芩12g、苦杏仁6g、生石膏20~60g、炙甘草6g、鱼腥草15g、白花蛇舌草30g、仙鹤草15g、桑白皮10g、地骨皮10g、桔梗6g，水煎服，日1剂，一般连用3~7剂即效。

5. 气管炎处方：麻黄、半夏、莱菔子、黄芩、瓜蒌、杏仁、陈皮。用途：有止咳平喘作用，适用于急慢性气管炎。用法及用量：水煎服，日1剂。

6. 慢性支气管炎偏方：紫苏叶30g、干姜3g、天花粉20g、冬瓜仁15g，水煎两次留汁300ml，早晚各1次，连用两周停服3天。本方对咳、喘、痰三症均有良效，一般服2~3

疗程，效可靠。

7. 慢性支气管炎感受风寒，恶寒发热，咳喘痰多者，可用小柴胡汤合二陈汤加减治之。

8. 慢性支气管炎若证见咳嗽、痰黄黏稠、胸满气短或见喘促、口干喜冷饮、尿黄便干，发热或不发热，苔黄，脉弦滑或脉数。证属痰热者可用炙麻黄、生石膏、黄芩、地龙治之，可收良效，四药可收清热化痰、宣肺平喘之功。

9. 白茯苓研粉冲服，每次3g，日2~3次，可治慢性支气管炎咳痰者，有佳效，连用2~3月方可见效，水煎服则效差。

10. 老慢支病人久病及肾，在应证方药服用的同时，可于晨间服金匮肾气丸3~6g。此乃借自然与人体"平旦阳气升"之力，而助肾气发旺。晨间痰多、喘息气促者，勿忘加用健脾化痰之品。

11. 老年性支气管炎，可用柿饼3个，冰糖适量炖软后食之，日1次，有效。

12. 皂角刺与天花粉相伍有良好的排痰之功，此药对配伍为常人所不知晓，临证用之确有佳效。二药能将积聚在肺中有形之痰块软化，并能排出体外，有排出痰液、洁净气道、改善通气、促使肺泡炎症消除之作用，慢性呼吸道疾病可选用。

13. 气管炎咳痰量多用神曲二陈汤，若痰黏不易吐，量少有胶块属燥痰者，加赤芍、海浮石，若咽喉发痒加僵蚕、蝉蜕或荆芥穗、乌梅，若咽干痛加蒲公英、天花粉、山豆根。

14. 国医大师李济仁先生治疗慢性支气管炎重视使用祛痰

行气之药，使气道通畅，以减少反复感染之因。同时重视服药时间以提高疗效。若见久治不愈之老年慢性支气管炎病及脾肾，多在祛痰的同时加用桂附八味丸以平补肾中之阴阳。晨间服桂附八味丸为借自然与人体"平旦阳气升"之力，而助肾气发旺。饭前 1 小时服汤药豁痰行气、清除隔夜之沉积，睡前再服汤剂 1 次，力求药效在病喘嗽发作时得以发挥，临睡前再服丸药，以补入夜衰减之阳气，以缓夜间咳喘之苦，如此坚持服药则可获佳效。

支气管扩张

1. 支气管扩张病人的治疗，抓住痰热这个关键常收良效。治疗痰热症，除了清肺化痰外，还要结合病人的具体情况，结合体质进行辨治，灵活运用理气化痰、健脾化痰、润肺化痰、益肾化痰等法则。支气管扩张患者急性感染中常见证型就是痰热阻肺，临证选用下方常收效：黄芩 15g、桑白皮 10g、地骨皮 10g、浙贝母 15g、白花蛇舌草 20g、皂角刺 2g、僵蚕 10g、桔梗 6g、桃仁 6g、薏苡仁 20g、紫草 10g、紫参 10g、紫花地丁 10g、百部 15g、当归 6g，水煎服，日 1 剂。连用 7~20 剂，可迅速控制感染，减轻症状。若痰中带血去桃仁、当归加白及、花蕊石。白及为治疗支气管扩张的重要药物，具有收敛止血、消肿生肌、清热散结、敛气渗痰的功效。

2. 紫菀、苦杏仁、黄芩、皂角刺四药相伍，对支气管扩张病人见痰多难咳者有良效。

3. 紫草、紫菀、紫花地丁、半枝莲、虎杖、桑白皮、鱼腥草、百部诸药组方，可用于支气管扩张病人肺部感染而抗生素治疗无效者。

4. 治疗支气管扩张、肺结核咯血方：百合 15g、白及 12g、阿胶珠 12g、大黄炭 3g、栀子炭 6g，水煎后冲三七粉 2g，日 2 次，验之有良效。

5. 仙鹤草、白及二药合用有收敛止血之功，与抗痨四药合用可治支气管扩张所致之咯血。

6. 海螵蛸 20g、白及 20g、三七粉 10g 三药共为极细末和匀，每次服 1~2g，支气管扩张咯血均可服用，有良效。

7. 支气管扩张咯血证属阴虚火旺、肺胃郁热者，可用下方治之，有良效。处方：生地黄 20g、玄参 20g、白茅根 30g、大黄 6g、黄芩 12g、花蕊石 6g、藕节炭 12g、竹茹 12g、童便 50ml 兑煎入药汁中，日 1 剂，分 2 次服用。本方可使热邪下行从二便去，止血而不留瘀，甘寒、苦寒之品同用收效。

8. 咯血止后若见气阴两虚者，可用生脉散加味，加牡丹皮、仙鹤草、阿胶珠，调养 1~2 周可收佳效，本方益气养阴、清热凉血、补血扶正。

9. 支气管咯血食疗方：取鲜鲫鱼 200~300g，去内脏，去鳞，洗净，百合 60g、冰糖 60g，将百合与冰糖放鱼肚内，加水适量清炖至鱼熟，不放油盐酱醋，吃鱼肉喝百合汤，1 料可分数份，2 天吃完，1 周可食两条鱼，疗效好。方中百合补肺止血，冰糖生津泻火，鲫鱼和中补肺。

10.民间治疗咯血（支气管扩张）方，效果良好，方由夏枯草 30~60g、白及 12g、海螵蛸 20g、藕节 10g，水煎服，1 日分 2~3 次服用。方中夏枯草善清泻肝火，重用有收缩血管作用。

肺纤维化

1.肺纤维化属中医络病范畴，为疑难病症，西医治疗颇棘手，中医通过络病理论指导治疗可收一定疗效。其致病的前提和基础为肺气虚弱和痰瘀交互，肺络瘀阻为主要病机。叶天士为活络的先贤大师，他提出的络病治疗原则有"久病入络""络以辛为泄""大凡络虚，通补最宜""络虚则痛"等。叶氏还首次提出虫药通络、辛温通络等理论，有效地指导了络病的治疗。目前治疗肺纤维化时人们多在辨证的基础上选用下列药物：黄芪、丹参、人参、川芎、地龙、全蝎、胆南星、细辛、牛蒡子、沙参、橘络、甘草等，并根据病程、病人具体情况及疗效进行适当增减。

2.临证治疗肺纤维化宜重点从益气养阴、扶正祛瘀、通达肺络入手，标本同治方效。临证用药，益气养阴可选黄芪、玉竹、黄精、麦冬、天冬、百合，化痰常选瓜蒌、胆南星、浙贝母、石菖蒲、竹沥等。活血化瘀可视病情而定，常用药有当归、丹参、川芎、鸡血藤、虎杖、延胡索、红花、泽兰、三七、蒲黄、五灵脂、三棱、莪术、水蛭、地龙、蝉蜕、僵蚕等，通达肺络可用牛蒡子、沙参、荆芥、紫苏梗、橘络、丝瓜络等。肺纤维化为肺系疑难病症，需细心辨治。临床用药要始终将扶正气、和脾胃放在首位，益气养阴、化痰祛瘀、通达肺络诸法要综合调治，遣方要注意君臣佐使，不可叠加用药和大兵团作战，要体现辨证论治精神，存乎一心，重视灵感，这样方可取胜。

3. 治疗肺间质纤维化可依据络病理论进行辨治，可取四君子汤补气，取当归、丹参、竹茹、橘络、丝瓜络活血化瘀，择二陈汤加牛蒡子、荆芥、沙参化痰通络。治疗本病通补络脉为重要原则，在此基础上或补益或辛散或温化或活血，使络脉气血调畅、经络得通畅而使诸症减轻。

4. 虎杖重用 30g，清热解毒力宏，同时兼有活血化瘀之功效，临证虎杖与当归、桔梗相伍可防治肺纤维化。现代临床研究证实，丹参可以缓解肺纤维化的进程。

肺炎

1. 临证对于肺部感染合并脓毒症之病人，往往单纯予以大剂量抗感染药物难以收效。若病人出现高热烦渴，咳嗽痰壅，胸闷气促，小便短赤，大便秘结，舌质红绛，舌苔黄干，脉洪大数，此属温病表里三焦大热，可取杨栗山之升降散加生石膏、知母、石韦、金荞麦以清热解毒、调畅气机、升清降浊，如此可收浊邪降、热邪清、湿毒解之殊功。现代临床实践已表明用加味升降散治疗脓毒症确有抗感染、退热抑制炎症反应之作用。

2. 肺炎病人经长期应用抗生素治疗，炎症病灶久不消失而见脾虚失运者，常见咳痰色白量多，面黄神疲，胸闷纳差，舌淡胖边有齿痕，苔白滑，脉细。可用六君子汤加减以健脾、温肺、祛瘀可收效。六君汤健脾益气、化痰祛湿，百部、苦杏仁、款冬花润肺止咳，当归、丹参、桃仁活血祛瘀可助肺部阴影吸收，久咳伤肾可加补骨脂、山药、附子温肾纳气，炙甘草调和诸药。

3.肺感染咳喘兼见发热之人，可在应证药物中加入瓜蒌、大黄可收佳效。盖肺与大肠相表里，腑气通则肺热得下泻，故收良效。

4.临床对胸膜炎或老年性肺炎，若胸片有阳性体征而不见热证表现者，用麻黄附子细辛汤康复较快，屡用屡效。

5.临床凡见老年人肺部感染久用抗生素不愈者，多为正气不足，邪气留恋，多属肺阴亏虚、正气不足，可选清燥救肺汤治之。

6.老年性肺炎经西医输液治疗后，遗留乏力、纳差、晨间痰多者，可用下方调理。治则为清热化痰、益气健脾、攻补兼施。处方可选败酱草 15g、鹿衔草 15g、仙鹤草 30g、党参 10g、炒白术 10g、桔梗 6g、炙甘草 6g、芦根 10g、冬瓜仁 10g、金银花 10g、神曲 12g，日 1 剂，调理月余，即可痊愈。

学【中医理论】
听【内科知识】
背【常用歌诀】
品【名医故事】

扫码领取

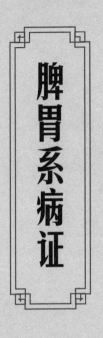

脾胃系病证

▌呕吐 ▌

1.临床凡见有呕吐、发热之症，可遵《伤寒论》之旨，抓住"呕而发热者，小柴胡汤主之"，投以小柴胡汤常收佳效，方中参、姜、枣必用以扶正气。

2.运动后干呕者，多为少阳郁火犯胃所致，小柴胡汤主之，有良效。

3.若因受凉或食不洁之物出现腹部疼痛、呕吐反酸者，可取中药藿香 10g、紫苏叶 3g、黄连 3g、生姜数片，煮汤，空腹饮之，辅以米粥、面汤调理，常收良效。

4.闻食物或饭即欲呕者，此为伤食所致，可用大黄 1g 泡水，频频饮之，待胃肠蠕动、胃气下行则宿食自消。伤食者必厌恶进食，此理人所共知，用小米炒煳煮汤饮之亦效。

5.临证凡见恶心呕吐、脘腹痞满、口苦、纳呆、四肢困乏、头晕、舌淡苔黄腻者，可用大黄 3g、升麻 5g，二药能降能升、能泻能补，疗效可靠。

6.临证凡见以呕吐为主症者，不论虚实皆可用大黄 2g、生甘草 1g、荷叶 3g 煎水，待温度冷热适度时，每服半汤匙频频饮之，吐止或缓解后再辨证用药，其效可靠。对服中药入咽即吐者也可用本法。

7. 民间防止服中药时呕吐或干呕方法：

（1）好醋适量放茶碗中，服药前用醋少许轻轻含口中片刻，将醋吐出，继而服汤药。

（2）生姜指肚大一块，放入口中细嚼至口舌麻木时，再慢慢服药。

8. 大黄甘草汤可用于胃脘部灼热，得食即吐者，取大黄 3~6g、甘草 3~6g 煎水，少量多服，即能收效。

呃逆

1. 呃逆久治不愈而见舌质紫暗、脉涩者，可用血府逐瘀汤加代赭石治之，常收奇效。

2. 顽固性呃逆方：用韭菜籽 6g 焙干研细粉，日 2 次。吞服，连用数次即效。本方对各种原因所致之打嗝均有效。

3. 临证凡见脾胃气逆所致之呕吐、呃逆等症，可在应证方药中加入紫苏叶、竹茹，常收佳效。

4. 在辨治脾胃的基础上，适当加入蒲公英与连翘，有清热泻火、和胃降逆之功，连翘重用 20g 有止呃逆之作用。二药虽为解毒之品，但无伤胃之弊。

5. 呃逆偏方：

（1）炒柿蒂 30g，水煎服。柿蒂为呃逆治疗要药，味苦，性平，归胃经，可降逆止呃，炒制应用可去其涩味，经济简便有效。

（2）刀豆 20~30g，炒焦存性，水煎服，日 1 剂。刀豆温胃止呃，对顽固性呃逆有效。

（3）点按翳风（双）穴 5 分钟，能迅速缓解呃逆。

6.河南民间治疗呃逆验方：炒白芍 20~30g、炙甘草 6~9g、地龙 10g，水煎服，日 1 剂，可收缓急止呃解痉之功。

7.炒香附 6g、檀香 3g、沉香 2g、木香 3g、丁香 1g，诸药合用温中降气、调中止呃，可用于治呃逆诸药少效者。

8.炒莱菔子对气逆于上呃逆有良效，临证若与夜交藤、刀豆、荷叶相配，疗效更佳。

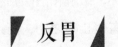

反胃

1.胃食管反流病（即"反胃"）病位在胃，病机与肝、胆、脾密切相关。脾主升，胃主降，肝主升，胆主降。《黄帝内经》记载"邪在胆，逆在胃"之说完全切合该病之病机。其治可用辛开苦降法调节肝胆脾胃之气机升降。

2.中医认为胃食管反流病多因为饮食不节、七情内伤，病变过程为肝胃气滞，郁而化热，胃气通降失司，久则胃内酸性物质或非酸性物质随胃气上逆侵犯食管而致病。

3. 胃食管反流病主症为明显烧心和反酸，胸骨后灼热不适，胃镜检查可确诊；中医归属"反胃""嘈杂""吐酸"等范畴，与肝胆关系密切。临床上肝胃不和、肝胃郁热之证多见，常用温胆汤加黄连、浙贝母、海螵蛸、厚朴治之，可收良效。

4. 治疗胃食管反流病可取经方小陷胸汤合平胃散加减，常选中药：黄连6g、瓜蒌15g、清半夏6g、苍术6g、厚朴10g、陈皮6g、甘草6g。若见胃痛加延胡索15g，恶心加竹茹6g，呃逆加刀豆20g，反酸重加浙贝母15g、海螵蛸30g，便干加枳壳15g、炒莱菔子30g，其治则为涤痰清热，和胃降逆，其病机为痰热湿瘀。

5. 四逆散合温胆汤加穿山龙、莪术、蒲公英、厚朴治疗胃食管反流病有较好疗效。方中穿山龙、莪术、竹茹能改善食管黏膜血流，改善微循环，缓解和消除黏膜充血水肿，清除胃络瘀毒。方中竹茹不仅有痰止呕之功，而且还能疏通胃络，正如吴鞠通所谓："以竹之脉络而通人之脉络"，本药对防止本病复发功不可没，宜细体味。

6. 开结降气法治胃食管反流病有效，临证可用经方小陷胸汤加味治之。常选药有太子参10g、麦冬10g、石斛15g、半夏6g、黄连6g、瓜蒌15g、紫苏梗10g，水煎服，日1剂。

7. 胃食管反流病偏方：三七粉、黄连粉、浙贝母粉各10g，加入蜂蜜200ml调匀，餐后服食1汤匙，徐徐咽下，日3次，连用15~20天。药后半小时忌饮水及食物。

8. 胃食管反流病所致咳喘的治疗，胃为本，肺为标，治宜和胃降逆。方用痞满五药（炙枇杷叶、紫苏子、苦杏仁、橘红、降香）合半夏厚朴汤加旋覆花、香附、香橼、木香，治之有良效。

9. 对胃食管反流病出现的反酸，可在应证药物中加一味金钱草，可防止胆汁的反流。

10. 枳壳、赤芍、甘草三药合用，有控制胆汁反流的作用，对胃食管反流病有效。

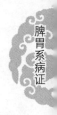

▎吐酸▎

1. 胃腑热盛则反酸、烧心、舌痛也，可用清胃散治之。舌痛加蒲黄，高龄之人可用莲子、茯苓、干姜佐之，以防寒凉药伤及脾阳致泻。

2. 临证对于胃炎胃酸偏多者，可取蒲公英、海螵蛸、煅瓦楞子、煅牡蛎、浙贝母五药同用制酸止痛，多收桴鼓之效；若脾胃湿热反酸者，可用败酱草解毒消炎，清湿热制酸。

3. 黄连与吴茱萸相伍，属寒热配对。临床应用常取连、萸6∶1，即黄连用6g，吴茱萸用1g，二药相伍泻肝、降逆、和胃，清火、调气、散结，对于肝火偏旺、肝胃不和而致的胁肋痛、呕吐吞酸、嘈杂似饥最为有效。

胃痛

（一）胃痛特点

1.中医有"久病入络""久病入血"之说，在临床上凡见胃脘痛久治不愈，一般可在应证药物中加入九香虫3g，也可加入失笑散，若痛甚而见黑便者加入乳香、没药，以活血化瘀、通络止痛。

2.治疗胃脘病不论症状如何繁杂，总不外乎肝、脾、胃三脏，肝气疏泄无阻，脾胃纳运得当，则诸证可除矣。

3.胃病用药剂量要小，服药次数宜多，每剂药分3~5次，饭前1小时服疗效好。这样既有易于消化吸收，又不影响饮食受纳。

4.胃以通降为顺，反升为逆，治胃病多注重一个"降"字，胃气下行则郁滞消、气机畅。紫苏梗、香附二药可担其重任，二药有疏肝和胃、解郁止痛的功效。

（二）胃痛分型

1.胃脘痛证属中焦虚寒者，可用香砂六君子汤加细辛治之，疗效显著。

2. 临证若遇脘腹疼痛证属肝气犯胃者，可用炒香附 15g、炒白芍 30g、炙甘草 10g、橘叶 10g 组方，其效佳。

3. 胃脘痛因受寒诱发或加重者，可在应证药物中加入紫苏梗；夏日鱼蟹中毒者将紫苏叶、紫苏梗同用；妇人妊娠呕吐证属肝胃气滞者，可用紫苏梗、黄芩相伍理气清热兼安胎气。

4. 凡胃脘痛时如针刺，痛处固定，舌有瘀点或舌下络脉瘀滞呈青紫色者，可用失笑散治之。

5. 胃脘痛舌红苔黄，舌下络脉怒张属瘀热所致者，蒲公英重用 20~30g 常收清胃消瘀定痛之殊功，蒲公英重用有增加肠道排泄的作用。小儿便秘用此方法煎服亦效。

6. 治老年胃病若见胃脘灼热隐痛，口干乏津，纳少，便干，舌红少苔，宜用甘平、甘凉之品润之。常选之品有石斛、玉竹、沙参、麦冬等，诸药可使胃阴得养，津液得复，通降自成。

（三）胃痛方药经验

1. 四逆散配良附丸组方对脾胃不和、寒凝气滞之胃脘痛有良效。

2. 荜澄茄味辛，性微温，有温中散寒、理气通降之功，为胃脘痛专用之品，既可止胃痛，又能降逆止嗳气。临证常与枳壳、佛手、香橼同用疏达气机、降浊宽中、和胃止痛。

3. 刺蒺藜为平肝理气之佳品，凡肝郁犯胃之胃脘痛，呃逆脘胀等症，用之均有良好效果。

4. 红花、当归与平胃散相配，可用于胃痛日久脉络瘀阻，效果可靠。

5. 徐长卿有镇静、镇痛之功，与陈皮同用既可调气又可镇静，善治胃脘痛，为常人不识之秘。

6. 赤石脂对发炎的胃黏膜有保护作用，能使炎症消除，并能止胃肠出血。赤石脂还能用于虚寒性胃痛。

7. 煅瓦楞子善治胃酸，能治胃中瘀血而止痛。《本经逢原》谓瓦楞子"治积年胃脘瘀血疼痛"。

8. 丹参与泽兰相伍有活血化瘀、通络止痛之殊功。二药与芍药甘草汤同用，可治瘀血胃痛。瘀血胃痛常见胃脘痛，痛有定处，拒按，舌下络脉青紫。

9. 高良姜性热，味辛，可温胃散寒；香附理气行血、利三焦、解六郁，二药相配能除寒解郁，善治寒凝气滞胃痛。寒凝重者重用高良姜，气滞而痛者重用香附。

10. 白芍、甘松、徐长卿三药合用有开郁醒脾、理气止痛之功，临证常用其加入方药中治疗胃脘痛，常收良效。若再加紫苏梗、香附效更佳。

11. 桂枝与炒白芍、炙甘草相伍对胃脘痛有佳效，桂枝可消上中下三焦瘀血。桂枝与黄芪相配温中散寒、益气健脾、通络止痛，可用于胃脘痛日久不愈者。

12. 徐长卿与甘松相伍有行气消胀、调理胃肠、健胃消食之功，二药善治胃脘胀痛，较他药效宏。

13. 紫苏梗、香橼、香附三药同入脾、胃经，有疏肝理气、和胃止痛、行气消胀、疏畅气机的功效。

▌胃胀▐

（一）胃胀兼证

1.临证凡见胃脘痞满、嗳气、纳食不思者，均可在应证方药中加炒谷芽、生麦芽、炒槟榔、炒鸡内金、炒莱菔子，诸药可助胃磨谷、脾运化，使脾胃功效恢复、清升浊降、纳运相得。

2.临证若见心下痞、恶心、呕吐、肠鸣等症，均可应用半夏泻心汤治之，"但见一症便是"，不必拘泥经文中误下之后损伤脾胃之说。半夏泻心汤寒温并用，阴阳并调，亦为和解之剂，煎剂头煎二煎和匀再浓缩，使药性合而为一，以调和脾胃升降，使寒热不致错杂相扰。半夏泻心汤具有和阴阳、顺升降、调虚实之功用。

3.临证若因湿困中焦食滞胃脘所致胃脘胀满、呕恶、反酸，可用平胃散治之。正如《医宗金鉴·杂病心法要诀》中谓："一切伤食脾胃病，痞胀哕呕不能食，吞酸恶心并噫气，平胃苍朴草陈皮。"

4.临证凡遇胃脘痞闷胀痛、呕吐、泄泻者，均可在应证方药中加入清半夏、胡黄连。

5.胃病若见苔白腻、脘部痞满、倦怠乏力属气滞湿阻者，可用预知子、石菖蒲治之。

6. 食管狭窄、食管憩室或食管炎见有胸膈痞满者，可用痞满五药（炙枇杷叶、紫苏子、苦杏仁、橘红、降香）治之。

（二）用药经验

1. 荜澄茄具有温中散寒、理气通降的作用，可治胃脘胀痛兼呃逆。与枳壳相配消除胃脘胀满，疗效可靠。

2. 木瓜味酸，入肝经，能化湿、舒筋醒脾、益胃化食、生津。临床证实木瓜有缓解平滑肌痉挛的作用。

3. 莪术性平，可活血兼行气滞，少量应用3~5g有很好的化瘀开痞、健胃消胀之功。临床对脾胃虚弱、脘胀纳少者可加入异功散方中，可使脾胃健、脘胀消、饮食增。

4. 大腹皮为槟榔之外皮，善入脾、胃，能行气、破气宽中，食滞胃脘、腹满欲吐者可取平胃散加大腹皮，治之有桴鼓之效也。若因食不洁之物致胃胀不适者加藿香、佩兰，服之则舒。

5. 陈皮、砂仁、佛手、香橼合用有促胃动力之功，胃有停滞、胃排空时间长、自觉胃脘痞塞者可用；厚朴、枳壳、炒槟榔、木香有促肠动力之效，腹部胀满、矢气少、排便无力者可用之。

6. 植物枝干"梗"类中药有通达行气的作用。临床常用有紫苏梗、荷梗、藿香梗，诸药入脾、胃经，有芳香化湿、行气宽中的作用，可用于胃脘痞满、舌苔腻者，常收良效。

7. 陈皮、枳壳合用能调理气机之升降，功擅理气，可治胃脘发闷、嗳气。

8. 砂仁与甘松相伍行气宽中，能鼓舞胃之机能，促进胃液分泌，且有排除消化道积气之功。其中甘松开胃醒脾之力尤宏。

9. 荷叶能升发脾胃清阳，对脾胃虚弱之人胃脘痞满、食后欲吐可用荷叶 10g、紫苏叶 3g、黄连 3g、炒谷芽 30g、炒麦芽 30g、太子参 6g，水煎服，服药则效。

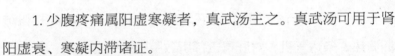

腹痛

1. 少腹疼痛属阳虚寒凝者，真武汤主之。真武汤可用于肾阳虚衰、寒凝内滞诸证。

2. 临证凡见腹痛或腹痛不适、腹痛排便即缓、生气郁闷则腹痛剧、肠鸣频频、反复发作者，此为肝强脾弱所致，可用抑木扶土法治之，药用炒白术 10g、炒白芍 15g、陈皮 6g、炒防风 10g、乌梅炭 6g、生甘草 6g、木香 3g，水煎服，日 1 剂，连用 4 周。

3. 便前腹痛、便后痛减多为肝旺脾虚，可用痛泻要方治之。方中白芍可用至 30g，可收缓急止痛之殊效。凡性急多怒、胁腹气郁而痛者，加青皮。

4. 若上腹冷痛用当归四逆汤加炮姜、厚朴、吴茱萸；若小腹冷痛用乌药、小茴香、吴茱萸。

5. 青皮与陈皮合用有调理三焦气机之功。青皮行气于左，陈皮理气于右，左升右降，升降调和可收疏肝和胃、理气止痛之效。临证对于肝胃不和之胁痛、脘腹痛有佳效。

6.艾叶能逐寒湿，有止少腹冷痛之殊功。

7.海螵蛸可祛寒湿而治环脐疼痛，与煅瓦楞子相配可治胃酸过多。

8.荜澄茄有散寒止痛、温中消食的作用，九香虫有理气和胃的作用，二药常用量为3~5g，同用可治疗腹脘疼痛、喜暖喜按。九香虫与郁金、木香相配伍，可治疗胁肋疼痛。

9.乌药与升麻相伍，升中有降，能畅通其气，可治小肠疝气胀痛难忍者。

10.川楝子行气止痛，疏肝泻热，与蒲公英、橘叶相伍疏肝清热、条达气机，对肝胃气郁所致脘腹疼痛有良效。

11.小茴香、干姜、肉桂、乌药相配行下焦气滞，温经散寒通达下焦，治少腹冷痛效佳。

▮ 腹胀 ▲

（一）临床辨证

1.中医认为脾胃（消化系统）的功能，可用四字概括，即纳、化、升、降。胃主受纳，脾主运化，脾为枢，主升清降浊。

笔者自拟纳化升降汤，可用于脘腹胀满、纳呆食少、矢气不爽。处方为柴胡 12g、枳壳 15g、生白术 30g、鸡内金 12g、怀牛膝 30g、大黄 6g、紫菀 30g、干姜 3g、肉桂 3g，水煎服，日 1 剂。

2.临证凡见舌苔白腻、饭后腹胀明显者，均可取平胃散加炒莱菔子、草果、藿香、槟榔，服之多效，小儿食积腹胀用之亦效。

3.腹胀纳呆、因肺气不利者，可用香砂六君子汤加桔梗、苦杏仁治之。取香砂六君子汤健脾消胀，用桔梗、苦杏仁宣肃肺气以助脾脏运化水湿，从而达治上畅中的目的。

4.临床若见腹内肠鸣甚者，可考虑阳气不运、水走肠间，用茯苓桂枝白术甘草汤治之，常收佳效。

5.临床若见体虚之人，经常出现腹胀、便溏、纳少、乏力者，可用下方调养：茯苓 30g、大枣 6 枚、太子参 10g、山药 20g、粳米 30g，冰糖适量，加水煮粥代早餐使用，静心久服有效。

6.临证对大便不爽、腹胀者，可用木香、炒槟榔、枳实、炒莱菔子、大黄炭治疗，诸药行气消胀而收功，服药后随着矢气的排出，则腹胀立减也，此为治标之法。便通气畅腹胀减，则改健脾益气药调之以善后。

7.脘腹因发怒而胀，胸胁隐痛属肝郁气滞者，可取佛手、郁金、青皮、枳壳治之，收效良好。

（二）用药经验

1.牵牛子可治新久积聚、脘腹胀满。

2.炒莱菔子 30g 与大黄 3g 相伍能消腹胀、排矢气，对胃肠积气、气逆上冲、嗳气、呃逆而无矢气者有良效。

3.枳实、厚朴行气，白术健脾，三药合用消补兼施，有下气和胃除满之功。

4.陈皮 3g、砂仁 6g、木香 3g 合用可理脾胃之气滞，三药与大腹皮合用，善除腹胀。

5.木香与炒槟榔、炒莱菔子、枳实相伍可除脐腹胀痛，满闷不适，服上药后可频频排出矢气，腹部胀满随即缓解。

6.炙枇杷叶可清金降气，能助胃气下行，故胃脘不适、腹胀便少者在应证方药中加入炙枇杷叶。

7.大腹皮有宽胸通腑气之力，陈皮可理肠道之气，二药相伍可除腹胀。

8.排气二药炒莱菔子、大黄，专治腹胀矢气少。排气四药：枳实、厚朴、炒莱菔子、木香，可治腹胀腹痛便干、矢少甚或不行者。

9.柴胡、麦芽、陈皮相伍，取三药疏肝理气、消滞之功可消腹胀。

10.枳壳可行气于胸，枳实可行气于腹，二药合用可共奏宣通上下、行气消胀、消积除满之功。二药不可久用，一般服1~2 周为宜。

腹泻

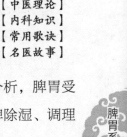
（一）临床辨证

1. 中医认为腹泻的治疗，必须依据症状综合分析，脾胃受损与湿邪留滞为治疗的两大环节，治疗原则为健脾除湿、调理肠胃，可用五苓散合异功散加味治疗，常收良效。

2. 因过食冷物或胃肠感受外寒而发病，症见肠鸣腹痛泄泻，先排便，后泻水，日泻 10 数次，若不止泻很快会脱水变生他症。治疗应用大温大热之药，便可药到病除。胡椒粉 1~3g 加食盐少许，温开水 200ml 搅匀，连渣服下，一般服下即效，不效如法再服。若无胡椒也可用干姜 20g、盐少许煎汤 1 碗，趁热服下。

3. 伤食所致急性腹泻，症见腹胀、嗳气、泻下如注，可用焦山楂 30g、车前草 30g，煎汤频服，日 1 剂，有良效。

4. 胃肠虚寒致腹泻者，可用生姜 10g、大枣 4 枚、白扁豆 20g，煎水食之，日 1 剂，数剂即见效。

5. 古人云："泻而少食者，胃弱故也。"腹泻病人不欲进食用党参 9~12g、白扁豆 9~15g、陈皮 3g、炒谷芽 30g、炒麦芽 30g。

脾胃系病证

6. 临证对于水泻患者，见泻水多而腹不痛、肠鸣如雷者，可用五苓散加山药、陈皮、砂仁、防风治疗，有良效。

7. 腹泻且腹痛者，可用痛泻要方加木香治疗。

8. 感寒致腹泻者可用理中丸加紫苏叶治疗。

9. 临床凡大便溏泻而夹有黏冻者，选加桔梗甚效。

10. 不论腹泻急慢性或暂久，凡见便中有黏液者，均可在应证方药中加大血藤、败酱草、桔梗三药，获效甚佳。

11. 腹泻病人若见粪便中有食物残渣完谷不化者，可取神曲 15g、生麦芽 30g、焦山楂 15g，有消食和胃之功。

12. 临证对于痛泻交作之腹泻可取通涩并用法，投通不耗气、涩不留邪之剂，常用药有木香、槟榔、石榴皮、肉豆蔻、诃子。

13. 临证凡见便溏、便秘交替出现者，可用健脾益气之山药、莲子入应证药物中，常收佳效。

14. 腹泻之人在应证方药中加入荷叶一味，可助脾胃运化，清升浊降而愈。

（二）急性腹泻

1. 急性肠炎腹泻：若见水样泻用傅青主之分水丹（车前子 30g、白术 10g）利小便以实大便。也可用生姜 10g、焦山楂 30g、红糖 10g，水煎煮，日服 2 次。生姜暖胃，焦山楂活血，红糖温中散寒。

2. 急性腹泻不能补，补则变生他证；腹泻初期可通因通用，加大黄或大黄炭。

3.急性腹泻（急性肠炎、食积性消化不良之水泻），可用石榴皮30~50g，水煎服有良效；也可用石榴皮30~50g焙干研粉，每次冲服5g，日2次，效亦佳。

（三）慢性腹泻

1.慢性腹泻的治疗，除了考虑气弱脾虚外，还要注意湿邪留滞因素，遣方用药方能见效。对脾虚夹湿腹泻，可以仙鹤草为君加苍术、白术健脾运脾；若大便夹黏冻样物时，可用炒槟榔、桔梗、薤白治之；腹痛者，可用炒白芍、炙甘草、木香除之；若大便溏明显者可加防风；腹胀可加大腹皮；纳少可加炒谷芽、炒麦芽；体弱者，可用太子参补之。炒白面熬粥治慢性腹泻亦效。

2.腹泻日久，泻下次数多者，可在应证药物中加入诃子、石榴皮之类。腹泻之初不可用涩药，以免变生他证。急泻多责于湿，古人谓治疗原则为"分利小水，为上策也"。

3.慢性腹泻病人若见舌苔厚腻、腹内辘辘作响者，可用桔梗、炒槟榔治之，有升清降浊之功。

4.久泻腹胀，砂仁、橘红相伍，加入应证方药中可效。

5.腹泻日久伤及脾肾见胃脘冷痛、腰酸腰冷者，可在应证方药中加肉豆蔻、补骨脂、砂仁、小茴香补脾肾阳气而收效。

6.慢性腹泻者若用温补脾肾之药无效时，可在辨证基础上加入肉苁蓉6g、火麻仁6g即有良效，此采取"通因通用"之意，其效妙不可言。

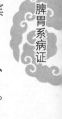

脾胃系病证

7. 对孕妇、产妇、老年人的慢性腹泻，可用艾条灸神阙穴，常可收佳效。

（四）经验方药

1. 暑天腹泻方：藿香 12g、佩兰 12g、白扁豆 10g、金银花 20g、羌活 6g、防风 6g、柴胡 6g、白芷 3g，水煎服，一般连服 3~5 剂即可收效。

2. 民间治泻偏方：取白面粉温火焙黄；车前子适量稍焙之，研细粉；二药取 2∶1 比例为宜，每次 10g 温开水送服，日 2~3 次，服 1~2 日即效。本方对各种原因所致急慢性腹泻均有效验。

3. 菟丝子既可补肾固精，又可助脾止泻；补骨脂既可温脾补肾，又可止泻，二药相伍可用于慢性腹泻的治疗。临床常用自拟处方补肾健脾汤（菟丝子、巴戟天、补骨脂、五味子、山药、莲子、芡实、炙甘草），该方用药思路来源于叶天士《临证指南医案》。

4. 莲子、白扁豆补益心脾，便溏可医。白扁豆为健脾化湿之良药，其补脾胃而不腻、除湿而不燥，常与莲子合用。二药为治老年便溏必用药对。

5. 葛根用小米汤浸泡后晾干放锅内炒至老黄，其性凉则减轻，且米汤有健脾胃的作用，经过这种方法炮制后葛根升发清阳之力增，脾虚泄泻者用之收效良好。

痢疾

（一）临床辨证

1.痢疾初期不可止泻，止则湿热内滞变生他证。因病初期，肠胃素有积滞，里热较甚，故不可用补法和固涩之法，古人早就告诫我们："痢无止法""痢疾当头泻"。通利疗法对痢疾初期最为适用，既能缩短治疗时间，又能提高疗效。痢疾初期方：生大黄 3g、地榆 15g、焦山楂 10g、炒槟榔 6g、荷叶 6g，用红糖、白糖为引，水煎频服。

2.痢疾初期宜下，不用补，下则病轻，补则病剧。下可用大黄；里急后重可选木香、槟榔之属；痢久白者为气虚，茯苓、炒白术可用；痢久赤者为血虚，川芎、当归可用。

3.痢疾忌补，初病贵在通下。但通而不可伤胃气，服药方法是汤剂加水多一点，"随滚随服"，即随时取汁频服效佳。痢疾初起，腹痛、大便黏滞不爽，可用马齿苋 100g、金银花 20g、黄连 6g、大黄 6g、乌梅 6g，水煎服，头煎 5 分钟，二煎、三煎各 10 分钟，合匀留汁 1000ml，一日分 4~5 次服完，若排便多而畅则为佳兆，腹痛和泻痢症状均可迅速减轻，头三天大便保持 2~3 次为宜，三天后去大黄改为大黄炭 3~6g，里

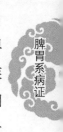

急后重者加薤白 15g。

4.血痢多由湿食郁积不化，热伤血络，气血失调所致。川芎有理气活血、燥湿化滞之功，与治泻四药（金银花、焦山楂、炒槟榔、生地榆）相伍治疗血痢效佳。

5.痢疾的用药：后重者，宜导滞，可用大黄、槟榔之属；腹痛者，宜行气，可用木香、厚朴之类；脓血者，宜和营血，可用当归、白芍、甘草；清热宜用黄芩、黄连；除湿宜用苍术、厚朴。初期忌补气固涩，后期宜通调气机，可用宣通肺气之苦杏仁、桔梗、浙贝母等药，可使清升浊降，气行滞去则后重自除。名老中医吴少怀先生认为无积不成痢，其治疗初期以通为先，因积滞者应去积滞，因湿热者应清其湿热，因于气者调其气，因于血者和其血，吴少怀认为清湿热、开郁结、和气血、消积滞是治疗痢疾的基本方法。

6.急性细菌性痢疾可用下药：苦参 15g、马齿苋 30g、焦山楂 30g、金银花 30~50g 加红白糖适量，水煎服，日 1 剂。

7.虚弱之人患痢疾，泻下无度，体力不支者，可取仙鹤草 30~100g 煎水频频饮之，忌肉、蛋、奶诸营养之物，食炒白面、粥以养胃，连调周余即效。

（二）经验方药

1.危重痢疾奇方源于古籍，临证用之屡收效验，人称"救绝神剂"。此方如下：当归 60g、炒白芍 60g、枳壳 9g、炒槟榔 9g、甘草 9g、滑石 9g、炒莱菔子 10g、木香 3g、薤白

15g，水煎服，日1剂。此方用药并不奇，但各药配伍和用量别具一格，可细细玩味。

2.民间治疗急性菌痢效方：生山楂、焦山楂各50g，开水适量浸泡半小时至1小时后频服，1剂可服用1~2天。本方对湿热积滞者效佳。本方除对菌痢有效外，尚对各种原因所致腹痛胀满、泄泻有效。

3.治赤白痢方：当归30g、白芍24g、广木香9g、川黄连9g、厚朴9g、槟榔12g、生地榆9g、山楂15g。单纯赤痢重用白芍，单纯白痢重用槟榔20g。头煎、二煎混匀分次服，一般1剂即愈。

4.薤白有行气导滞之殊功，临床对肠胃湿热壅滞致下痢赤白、里急后重有奇效。入药或同米煮粥食均可，常用量为9~30g。

5.大黄与肉桂各6g，用水煎煮5~10分钟，分3次服，有温阳通腑之功，温阳则可通利二便，通腑则可用于慢性痢疾的治疗，有清除肠垢宿积之力。

脾胃系病证

便秘

实证便秘

（一）临床辨证

1.临床治疗便秘，用药组方需明肺与大肠表里相合之理，在应证药物中酌加苦杏仁、炙枇杷叶、紫菀、桔梗、枳壳之类，以调达气机，增强润肠通便之效。临床证实，凡宣肺润肺之品均可通畅大便。

2.中医理论认为，六腑以通为用，胃气以降为顺，通降的关键在于气机的调畅。治疗习惯性便秘，不可用攻下之品以通为快，而应以调理气机为主。临证可用逍遥散加虎杖、紫菀、炒莱菔子、枳实、生何首乌、郁李仁、瓜蒌仁、桔梗治之，常收满意疗效。

3.治便秘时勿忘开降肺气，上窍开泄，则下窍自通。开宣上焦肺气用苦杏仁、桔梗、淡豆豉；肃降肺气用紫菀、苦杏仁、枇杷叶，如此可恢复肺之宣发肃降、通调水道的功能，使其行津液，敷布五脏六腑。

4.临证对内科急症凡见大便不通属腑气壅塞，痰热内蕴者，均可取生大黄 12g、番泻叶 10g、瓜蒌 15g、炒莱菔子 30g、草决明 10g，水煎 2 次，头煎开锅煮 5~10 分钟后倒出药液，加入纯蜂蜜 50~100g 兑匀，1 日分 4~5 次服。本方疗效极佳，便畅即停服或减量巩固，一般取 1~2 剂即中。

5. 和胃通腑汤（枳实、枳壳、炒莱菔子、牵牛子、大黄、太子参、炒槟片）有顺气机、调升降、和胃腑、化滞气之功，临证可发挥消食、导滞、通腑的作用。胃肠积热加黄芩，腹胀痛加木香、厚朴、大腹皮，体虚便秘去大黄加生白术、郁李仁、火麻仁，咳喘加紫菀、款冬花、桔梗，气虚虚坐努责加黄芪、升麻、柴胡。

6. 腹实满、腹中痛为白芍适应证，白芍味苦，性微寒，大量应用确有缓下除满之功。故临床对于便秘病人用生白芍、炒白芍、赤芍常收佳效，三芍总量应在 60g 以上方可显效。

7. 肥胖之人顽固性便秘可从痰证论治。肥人多痰湿，痰阻气机，湿热胶结，腑气不畅，可选瓜蒌、皂角刺、牛蒡子、郁李仁治之往往有奇效。四药合用化痰润燥，逐秽涤垢通腑；合二陈汤效更佳。

8. 年轻女子便秘可用下法调之：

（1）白萝卜 100~250g，切片生食，日 1 次，连用数日大便即畅。

（2）生黄瓜 1 根，洗净蘸蜂蜜食之，日 1 次，也效。

（3）新鲜大白菜心生食 50~100g，能增加营养、通畅大便。

（4）生吃西葫芦或做西葫芦汤，用量 50~100g 也能增加肠蠕动，有利于缓解便秘症状。

9. 大便不干，排泄无力，虚坐努责，责之于气虚，补中益气汤重用白术治之则效。

10. 升清阳而宽肠下气为治疗便秘重要法则，因大肠为传导之官，腑气通降为顺。若腑气不通，肠内糟粕不行、浊气不降则清气不升。常用升降相因之药对有：柴胡、枳壳相合，升麻、枳壳相合，升麻、炒槟榔相合，诸药均有升清阳、通降腑气的作用。升麻与当归或桃仁为伍，有升清气而滋润肠道的作用。

11. 大便初硬后溏伴矢气多者多为脾阳不运之象，临证取异功散，重用生白术 40~60g，再加炮姜 3g 治之，可收佳效。

（二）经验方药

1. 临床经验证明桃核承气汤对外伤腰痛伴有腹部胀痛便秘者，有良效。往往便通后，腰痛诸症随之缓解，屡验屡效。

2. 清肠调气丸主治食滞胃脘、大便不爽。处方如下：炒槟榔 10g、枳壳 6g、甘草 6g、牵牛子 3g、炒谷芽 30g、陈皮 6g、莪术 3g、厚朴 6g、苦杏仁 3g，水煎服，日 1 剂。

3. 白芍重用 30~60g 对腹痛便秘者或大便干结如栗（球）者有效。笔者常用三芍饮，治肝郁便秘收效可靠。

4. 生白芍重用 30~60g 有敛肝通便之殊功，屡获效验；配大黄 3~6g 通便之力更强，且无伤正之弊。

5. 当归、白芍、核桃三药合用肝肾同补、精血互生，临床证实，有良好的润肠作用。

6. 大黄、大血藤、丹参、栀子四药合用有通腑泻下、活血化瘀、清热解毒之功，对于消化系统急性炎症所致之腹痛发热、大便不通，有较好疗效。常用量为大黄6~20g、大血藤20~30g、丹参15~20g、栀子6~12g。

7. 大黄泄浊通腑解毒；芦荟清肝火通大便。大黄3~5g、芦荟1~2g合用，通便之功优于承气类方。

8. 黄芩性寒可清肠胃之热，味苦可燥肠胃之湿。清肠胃之热用量为15~20g，有通便作用；燥肠胃之湿用量为3~6g，有止泻之功。临床上对顽固性便秘的病人，可用小柴胡汤加减治疗，方中黄芩用量在20g。

9. 胡黄连有消疳化积之功，尚有清解湿毒之作用，临床上凡见大便黏稠腥臭，解之不爽，舌苔黄腻者，可与炒槟榔同用，常收佳效。

10. 炙甘草、陈小麦、炒酸枣仁三药相伍有养肝安神、润肠通便之功，可用于肝郁化火而致大便干者。

虚性便秘

（一）临床辨证

1. 临证若遇大便不爽、虚坐努责者，除考虑中气不足外，还要细细诊断是否为三焦湿郁、升降失司所致。大便不爽是指排便困难，大便不成形或黏滞难行或头干后溏，舌质淡，苔白腻，治宜调畅三焦气机、祛湿、下气通滞，可用下方治疗。处方：藿香 10g、厚朴 10g、陈皮 6g、苦杏仁 3g、神曲 15g、生麦芽 30g、生白术 40g、枳实 10g、薤白 10g、茯苓 10g、茵陈 10g、炒莱菔子 20g、大腹皮 6g、大黄 3g、砂仁 3g、水煎服，日 1 剂。本方为《温病条辨》一加减正气散化裁方。该方适应证为："三焦湿郁，升降失司，脘连腹胀，大便不爽，一加减正气汤主之。"

2. 津血亏虚而致的肠燥便秘者，一定不要一味通便，要用养血活血、润肠通便之法收效。临床可用四物汤加桃仁养血活血，知母、玄参养阴清热生津，枳壳、木香调理中焦气机，黄芪、生白术、生甘草益气健脾、补气助运。

3. 虚坐努责、肛门作坠不适，可责之脾虚气弱，清阳不升。临证遇此症可用补中益气汤加刺蒺藜、肉苁蓉、黑芝麻治之，久服可效矣。

4. 体弱多病之人虚坐努责，用补中益气汤加瓜蒌 10~20g，其中生白术用 30~60g。

5. 热病伤阴或失血后阴血不足所致便秘，桑椹、生何首乌二药为首选，取二药滋阴养血之力，故收效。

6. 热病后期见便秘者用增液汤加紫菀。

（二）经验方药

1. 虚秘效方：虚坐努责，时欲排便，虚坐而不排便；排便艰难或便秘头干后溏，努挣方可排出。处方：生白术 30g、生地黄 10g、生白芍 30g、升麻 5g、麦冬 10g、玄参 10g、当归 15g、柴胡 6g、甘草 6g、紫菀 30g，水煎服，日 1 剂，连用数剂可收效。

2. 生白术重用 30~60g 有补气生津、健脾润肠之功，枳壳快利胸膈、下气除满，陈皮畅枢机、健脾和胃，青皮、佛手可疏肝理气、和中消导，紫菀宣肺气开郁结，诸药合用可治便秘。阳虚便秘加锁阳，血虚便秘加当归，郁热便秘可选虎杖，久秘可加桃仁、苦杏仁。治便秘不可图一时之快而用攻伐峻泻之剂。

3. 当归 30g、肉苁蓉 30g、升麻 6g，三药相伍可治血虚便秘。伍升麻可助归、蓉润肠通便之力，又因升麻有升举之力而使润降有度，可防滋腻太过而滞气机。

4. 秦艽为风药之润剂，有润肠通便之功，临证用之较罕见，但效果可靠。

5. 甘麦大枣汤加生白术 60g、黄精 20g，水煎早晚分服，可治便秘，但需连服 30 天以上，本方可滋养脾阴、润肠通便。

老年性便秘

（一）临床辨证

1. 中医有"肾主五液""津液皆肾水所化"之说。老年人便秘、虚人便秘多因气虚不能推送、阴虚不能濡润所致，可用六味地黄汤加人参、黄芪治之，屡用屡验。患此症者，当劝慰之，勿令性急，常服则效著矣。

2. 老年功能性便秘以虚寒证居多，治疗时不可动辄应用大黄、芒硝之峻攻之品，以免徒伤津液加重病情，常见证型有肺脾气虚、肝血不足、肾阳亏虚、肝郁气滞。肺脾亏虚可用补中益气汤加枳壳、桔梗、苦杏仁，肝虚不足可用四物汤合一贯煎加菊花、薄荷、柴胡、桃仁，肾阳不足可用济川煎加桂枝、肉苁蓉、核桃、淫羊藿、制附子、泽泻、升麻、枳壳、当归、牛膝、桂枝，肝郁气滞用小柴胡汤加青皮、佛手、藿香、桔梗。

3. 老年人便秘，用各类导泻、通便之药往往仅收一时之效，久之番泻叶、大黄或承气类也收效甚微。便秘多属痰阻气机，用下法可收效。生皂角刺研细粉备用，皂角刺粉 3g 用黄酒调糊填脐内，外用麝香虎骨膏，约 1 小时后，即频转矢气，可闻及肠鸣，用药后腹胀减，3~4 小时即可通便，3 日换 1 次，坚持敷药 2~3 月。方中皂角刺粉有通关开窍、化痰利气之功。

4. 治疗老年人便秘和虚人便秘，需注意不可滥用攻伐之品或寒凉之药，以免耗伤脾肾之阳而变生他证，形成水饮、痰湿、湿热和瘀血等病理变化，增加调治难度。临证应遵标本兼治之原则，以温补脾肾之阳为主随证治之，收效较好。笔者常取生白术 60g、当归 20g、肉苁蓉 20g 合补肾健脾汤治之；若手足不温者，加淫羊藿、巴戟天、肉桂；若见苔腻者加豆蔻、苦杏仁、薏苡仁、炒槟榔。

5. 高龄便秘之人，若见脉虚不可用下法，因其正气已虚，下后恐出现虚脱，临证可用补中益气汤加酒大黄 3~6g。此仿古人寓攻于补之意，便通则大黄减半，再服 1~2 剂即可收功。

中医治病贵在临证变通，不可固守古法也。

6. 高龄老人体弱手足冷兼见习惯性便秘者，可用下方调治：锁阳 10g、女贞子 30g、肉苁蓉 10g、虎杖 20g、陈皮 6g，水煎服，日 1 剂。

7. 高龄便秘短气汗出、脘痞纳少者，可用补中益气汤治疗，常收奇效，取健脾益气、升清降浊法应验。

8. 老年人便秘、产后便秘及病后便秘，可责之于脾、肝、肾三脏，调补三脏可从根本上缓解便秘，服药过程中不致泻，多为成形便，药后体质可增强。笔者用炒白芍、生白芍、赤芍、桑椹、枸杞子、生白术，诸药相伍，用之临床有奇效，用治虚性便秘，屡收效验。

9. 年高体胖、寸脉滑而尺脉不足并见便秘者，此因肺为痰阻、胃肠津液干枯、肠道失润所致，俗称上盛下虚。临床上治肺为主，润肠为辅，可用紫菀 30g、瓜蒌 30g、肉苁蓉 20g、郁李仁 3g 治疗。

10. 老年人便秘，腹胀，手触腹部有燥屎之坚硬结块者，可用大黄 3g、芒硝 3g（冲）、葶苈子 10g、苦杏仁 6g、紫菀 30g，水煎服，服 1~2 剂即可排气通便，便通后用生白术 40g、太子参 10g、陈皮 3g 调理数日为佳。

11. 年高之人若胃肠有积滞、排便不畅者，可用蚕沙 10g、皂角刺籽 3~6g 加入应证方药中，有软便之效。

12. 老年人便秘兼见畏寒肢冷、舌淡苔滑润、脉沉无力者，可在应证药物中加制附子 6~9g、干姜 3~6g 以温脾肾之阳。

（二）经验方药

1. 治便秘时可以配伍风药。如秦艽为风中润药，有通便之功。其机理在于风药能畅达气机，助腑气通降，使清阳出上窍，则有利于浊阴出下窍。有书记载一治老年便秘方：防风、枳壳各50g、甘草25g，亦体现了风药升清、宣气、降浊的配伍意义。

2. 老年性便秘可用生白术30~60g、黑芝麻20~30g、槟榔3~6g，水煎服，1~3剂即可收效。本方能调节胃肠功能。

3. 高龄久病患者便秘，可在应证方药中加入锁阳、肉苁蓉以补肾通便。

4. 老年人便秘肠结者，可用当归30g、肉苁蓉30g、代赭石30g，水煎服，其润便通结之功尤著。

5. 黄连与大黄相伍可应用于中老年便秘的治疗，二药有调理肠胃的作用，可增加肠蠕动，改善肠道的内环境，推动肠道内容物迅速排出体外。此观点可在实践中玩味。

6. 麦冬、石斛合用既养脾肾之阴，又可增液行舟，对老年人便秘，舌光少苔者尤宜。生地黄、玄参、麦冬滋阴润燥、增液生津，与活血润肠之桃仁相伍，可医年长之人津亏便秘。

7. 大黄与干姜相伍寒热并用，温通开秘，老年寒热错杂便秘可用之。

8. 中医认为，六腑生理特点是"传化物而不藏"，其气机运行以通为用、以降为要。临证对于腹部手术后腹胀、腹痛、排便不畅等情况，要通过中医调治恢复胃肠气机，治疗原则为行气消胀、通腑导滞，可选《金匮要略》厚朴三物汤加木香治疗，处方：厚朴 12g、大黄 6g、枳实 6g、木香 3g，水煎服，日 1 剂。

▮ 其他 ▮

急性胃肠炎

1. 临证遇急性胃肠炎见小便不利、渴欲饮水、饮水即吐、泻下频频者可取五苓散加藿香、佩兰、紫苏叶、黄连治之，收效良好，方中紫苏叶、黄连用 1~3g 即可，其他药量依病情而定。

2. 中医称急性胃肠痉挛为肠中寒证，属寒邪直中而致肠胃气机不利，不通则痛。本病多发于饮食不慎、贪食寒凉生冷或腹部直接受寒之后，其病机有三：血脉寒凝气滞为一，腑气不通为二，水湿不行为三。可用下方：川芎 6g、当归 9g、肉桂 5g、小茴香 6g、丁香 2g、木香 6g、桂枝 9g、甘草 6g、炒白芍 20g、大腹皮 6g 治疗，水煎 2 次温服，每 30~90 分钟服 1 次，频服，日 1 剂。另在肚脐拔罐 15 分钟，往往 1~3 剂即愈。

3. 急性胃肠炎初期 1~2 天，可用生大黄 1g、炒麦芽 15g、山楂炭 10g，水煎代茶饮，有清降浊气、恢复肠胃功能的作用。

4. 急性胃肠炎治疗时，若选瓜蒌薤白半夏汤合三仁汤化裁治之，常收奇效。两方合用，可宣上畅中渗下，使气机宣畅，邪从三焦分消，则诸证自解。薛生白曾经说过"湿滞阳明，宜用辛开"，上方正合此言，可细玩味。

5. 急性胃炎可取半夏泻心汤合五苓散加延胡索、木香治之，收效良好。方中茯苓、泽泻重用 20g，桂枝 3~5g 为佳。

慢性胃肠炎

1. 慢性胃肠疾病属湿热者，可取炒白术、炒苍术、茯苓、薏苡仁、莲子、白扁豆发挥健脾运脾、燥湿祛湿的作用，诸药药性平和而收效良好。

2. 治疗慢性胃肠病时要注意三焦气机的调畅，开宣肺气可取苦杏仁、紫苏梗、桔梗，宣通中焦郁滞之气可择砂仁、豆蔻、枳壳、石菖蒲，辛散温通、调畅下焦气机用乌药、小茴香、青皮。若腹泻日久及肾可取益智仁、菟丝子、补骨脂补肾止泻，腹胀痛腹泻者选木香与黄连调升降、理寒热、调气行滞、厚肠止泻，纳差者加六神曲、鸡内金消食和胃，苔厚腻者加炒槟榔片、神曲、焦山楂消积化滞。

3. 慢性胃病胃镜提示有肠上皮化生或不典型增生者，可在应证方药中加入三棱、莪术、山慈菇、白花蛇舌草、翻白草、半枝莲等化痰祛瘀、解毒抗癌之品。

4. 慢性胃炎可用土茯苓、海螵蛸、三七粉三药研细粉治之。其配药比例为 6∶3∶1；成人每次 3~5g 冲服，日 3 次；小儿减半或用 1~2g，日 3 次。服用方便，且易被患者接受，可作为胃病常用药，价廉易得，有推广价值。

5. 慢性胃炎治疗中不要忘记在应证药物中加蒲公英，蒲公英性寒，味苦，能清热消炎，有保护胃黏膜、促进胃功能恢复之效。

6. 胃病日久，若见舌质紫暗，舌下络脉青紫，舌质无鲜活之象者，要高度关注，此兆多为癌变之象。治疗时应在顾护脾胃气阴的基础上加入行气活血、解毒防癌之品，如赤芍、丹参、当归、蒲公英、翻白草、白花蛇舌草、仙鹤草等，在饮食方面可适当饮用酸奶及菌类食物，忌食黏硬冷烫食物。

7. 慢性胃炎见脘痞、腹胀者，可用厚朴、木香、枳壳治之，取其行气宽肠、解痉利膈之效。

8. 慢性胃病见舌红苔黄、胃脘灼热者，可在应证方药中加芙蓉叶、蒲公英，常收佳效。

9. 临证对慢性胃炎证属脾虚湿热者可用半夏泻心汤加蒲公英、半枝莲、薏苡仁、豆蔻治之。

10. 对脾胃虚弱者，久病后或初用补剂时，用白扁豆最为合适，白扁豆既可调养正气又无食后饱闷之弊，其还有解酒毒的作用。常用量 10~15g。

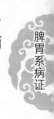

幽门螺杆菌感染

1. 随着医学发展，幽门螺杆菌（简称 HP）的感染已被人们公认为慢性胃炎及消化道溃疡的重要致病因素。临床研究日趋深入，中医临床要借助现代医学研究成果，从临床入手，结合辨证用药可收良效。依中医病证分析，属实证、热证者，感染率一般较高，舌象表现为舌质红或舌质暗、苔薄黄或黄腻；治疗上清热、祛浊、温中、健脾最为有效。就具体用药而言，可选择黄连、黄芩、大黄、虎杖、金银花、蒲公英直接清热解毒；用炒槟榔、苍术、厚朴、薏苡仁、豆蔻、半枝莲清化湿热，其可改变幽门螺杆菌存在的环境；运用党参、炒白术、茯苓、甘草等健脾扶正。

2. 慢性胃炎伴幽门螺杆菌阳性者可用四逆散合香砂六君子汤治之，久服有效。

3. 中药抑制幽门螺杆菌有较好疗效，临证实践证明下列药物对幽门螺杆菌有抑制作用，可在应证方药中择用大黄、黄芩、党参、甘草、白芍、石斛、枸杞子、厚朴、陈皮、木香、延胡索、枳壳、蒲公英、吴茱萸等，治疗脾胃病重在运脾、通降两方面。

4. 现代临床研究证实丹参与乌梅相伍，对幽门螺杆菌有较强的抑制作用。

5. 蒲公英、连翘、重楼、胡黄连、炒槟榔对幽门螺杆菌有抑制作用，治疗慢性胃炎可加入应证药物中，可收一定疗效。

7. 临床实践证实黄连与蒲公英具有良好的抗幽门螺杆菌作用，通过二药清利湿热可杀灭细菌，祛除致病因素，故慢性胃炎治疗时可在应证方药中应用，可收效。

胃下垂

1. 胃下垂为临床常见病，运用三法治疗本症，收效较好。

（1）早期行气导滞为治，以解决胃浊壅滞，从通降消滞入手祛除胃浊。常用药：木香、香附、枳实、白术、炒槟榔、黄连、炒莱菔子、豆蔻、陈皮。

（2）中期宜益气升提佐活血化瘀，即用补中益气汤加莪术、枳壳、当归、丹参、红花。

（3）后期重视补肾，可在中期治疗的基础上加固本培元之品，如淫羊藿、枸杞子、菟丝子、补骨脂、莲子，取其"肾气通于胃"之旨。

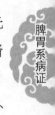

2. 治疗脏器下垂如胃下垂、肾下垂、子宫下垂等，可用补中益气汤加丹参 20g、枳壳 20g，水煎服，日 1 剂，连服 20剂以上收效，较单用补中益气丸（汤）疗效较好。

3. 补中益气汤中黄芪、党参重用至 15~30g，另加枳壳20~30g，对胃下垂有效。重用枳壳确有运转升提之功，其可兴奋胃肠平滑肌，使胃肠蠕动规律化。

4. 民间治疗胃下垂偏方：取猪肚 1 个，将生白术 120g 填充于内扎住口，放入凉水中加热，水开后小火煮 1 小时，不放任何佐料，取汤饮用，不拘时不拘量，1 周服 1 料，猪肚可加调料食之。

萎缩性胃炎

1. 中医对慢性萎缩性胃炎的分型有肝胃不和、肝郁化热、脾虚气滞、瘀阻胃络。肝郁、脾虚、热郁、血瘀是该病的主要病机。中医治疗重视整体调理，常收佳效。现代医学治疗本病的基本模式，不外乎制酸、抗炎、止痛、保护胃黏膜、增加胃动力、止血等手段。结合临床实际，中药对西医的治疗方法也有相对应药物可选，此法也可以作为中医辨证论治的补充，可资参考。如制酸的中药有煅瓦楞子、海螵蛸、浙贝母、败酱草等；抗炎中药有黄连、黄芩、蒲公英、白花蛇舌草、半枝莲、虎杖等；止痛中药有炒白芍、延胡索、佛手、荜澄茄等；保护胃黏膜的中药有白及、地榆、仙鹤草、三七等；增加胃动力，助消化有豆蔻、砂仁、炒槟榔、枳壳、枳实、厚朴、炒莱菔子、焦三仙、鸡内金等；增加机体免疫力的中药有人参、党参、太子参、黄芪、白术等；改善血液循环的中药有丹参、川芎、莪术、红花等；胃酸缺失者用山茱萸、乌梅、山楂等。

2. 慢性萎缩性胃炎伴肠上皮化生或异型增生者，目前多考虑为癌前病变，可在应证方药中加入白花蛇舌草、半枝莲、莪术、仙鹤草。上药久服有"未病先防，既病防变"之功，可收防癌、抗癌之效。

3. 治萎缩性胃炎百合、墨旱莲为必用之品，二药既可清胃热又可益胃阴。选用鸡内金，除了取消食作用外，更重要的是取散结消瘀的作用。选用丹参和白花蛇舌草就是辨证和辨病的具体应用，二药既可以改善瘀血的症状，也可以防止发生癌变。临证应用不可不知。

4.黄芪配莪术有益气化瘀之能，为张锡纯先生经验，剂量可视症情增减，临证与蒲公英、百合、白花蛇舌草、徐长卿、佛手、香橼组方治慢性萎缩性胃炎有良效。若脘部胀痛、舌下络脉青紫者，可用穿山甲、刺猬皮、三七、延胡索各等份研极细末，日1~2g，随药汁冲服疗效更好。

5.当归、白芍、甘草三药相伍具有良好的养血理血、酸甘化阴、敛阴止痛之功。临证若加百合、乌梅、三七、蒲公英治疗萎缩性胃炎有效。

6.仙鹤草健胃补虚、活血利湿、清热镇咳，临证治疗萎缩性胃炎常与百合、蒲公英相伍，三药清泄湿浊之中尚有扶正固本之功效。

7.三七粉冲服，每日3~5g分次冲服，对慢性萎缩性胃炎有良好的止痛消瘀之功，也可用于心绞痛缓解后的巩固治疗，为治体虚有瘀之良药。

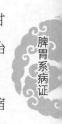

脾胃系病证

胃溃疡

（一）分证论治

1.消化道溃疡病在胃及十二指肠，临证治疗重心在脾，其形成病理因素复杂，多为诸多因素久积而成。临证选药可从肝胃不和、脾失健运、气血两虚入手。肝胃不和者可用四逆散合半夏泻心汤，脾失健运者可用黄芪建中汤加减，气血两虚者可用归脾汤加减。此外，消化道溃疡为多因素长期影响，易反复发作，系久病久痛致血瘀损络而形成，故中医有"久病久痛入络"之说，可用四逆散合失笑散治之；也有郁热伤阴者，可用一贯煎合百合汤治之，亦可收效。治疗消化道溃疡在应证方药中加入蒲公英30~60g，常收良效。

2.对通过胃镜确诊为糜烂性胃炎者，可按外科疮痈治疗，取清热解毒、化浊利湿、敛疮生肌之品予以治疗常收良效。清热解毒选蒲公英、金银花、连翘、翻白草、蛇莓、苦参，化浊利湿可择虎杖、垂盆草、薏苡仁、茵陈、黄连、黄芩，敛疮生肌可酌用白蔹、白及、三七粉、花蕊石。若见脾弱气虚者，可在清热解毒基础上加用黄芪、党参、太子参、白术、苍术，若肝脾肾虚者加熟地黄、炒白芍、茯苓，若脾胃阴虚者加石斛、玉竹、沙参，若寒热错杂者选加半夏泻心汤方。

3.消化道溃疡，经汤剂调治好转后，可用散剂长期调养，调养方如下：生黄芪30g、当归6g、党参15g、炙甘草10g、茯苓9g、白及20g、三七20g、海螵蛸20g、陈皮10g，共为细末，白开水冲服，每次3~5g，日2次，忌辛辣食物，禁烟酒、恼怒。本方有益气生血、制酸止血、散瘀不伤正气、止血不留瘀滞的作用，能改善病变局部血液循环，促进黏膜细胞更新代谢，促使溃疡愈合。常年服用，方法简便，费用低。本方尚能增强体质，提高机体免疫力，防止复发和转化。

4.治疗消化道溃疡可在辨证论治的基础上，适当选用丹参、

三七、延胡索、郁金、三棱、莪术等活血化瘀药物，以扩张血管、改善微循环，从而达到保护胃黏膜、防止溃疡复发之目的，常收佳效。

5.溃疡病久痛不愈者，可用炒白芍 30g、炙甘草 10g、瓜蒌 20g、红花 2g、蒲公英 30g 治之，常收良效。其痛原因有日久化热和久痛必瘀。

（二）胃溃疡兼证

1.临床上常常见到脾胃气虚而兼见虚火者，可在补脾药中佐芩、连治之，常收效。

2.上消化道溃疡见舌质暗、大便常干稀不爽、手足心干燥无汗者，可用大黄 9g、炒槟榔 6g、牵牛子 3g、三棱 3g、莪术 3g，水煎服，日 1 剂，数剂即见效。

3.治疗上消化道疾病时，若遇胃食管反流病胃镜查有食管黏膜损害（炎症、糜烂、溃疡）者，可在应证方药中加入海螵蛸、木蝴蝶叼收制酸护膜之功。其中木蝴蝶尚有疏肝利咽之作用，海螵蛸还有收敛止血、收湿敛疮之功。

4.消化道溃疡反酸、烧心者，可在应证方药中加入浙贝母、白及、蒲公英、黄连等制酸生肌，常收效。

（三）胃溃疡经验方药

1.消化道溃疡可取紫参、白蔹、白及、蒲公英四药治疗，结合辨证常收良效。

2. 四君子汤合左金丸加白及、海螵蛸、蒲公英、三七粉治疗胃溃疡、胃窦炎效果可靠。

3. 白及、浙贝母、海螵蛸、煅瓦楞子、花蕊石各等份，共为细末，每次 2~3g，日 3 次，白开水冲服，可用于胃及十二指肠溃疡的治疗，诸药既可制酸止痛又可生肌止血。

4. 浙贝母有除热化痰、泻降散结之力，珍珠母有清肝、安神、化痰生肌之功，其富含碳酸钙；二药相伍可抑制胃酸分泌，有良好的消炎制酸之功；胃炎、胃溃疡、十二指肠溃疡均可选用。

5. 炒栀子善清胃热，有消肿止痛之功，消化道溃疡可用。若与白及、蒲公英、醋鳖甲、佛手、香附、香橼组方，可使气滞行、瘀结散、溃疡愈，验之有效。

上消化道出血

1. 对于上消化道出血，首要是止血，除病情危急者需急诊处理外，其余均可取生大黄 60g、白及 40g 共为细末，每次 3g 药粉加入纯藕粉 1 汤勺搅匀吞服，日 2~3 次，常收良效。大黄祛瘀生新，清热泻下，使瘀血尽快排出体外；白及收敛止血。二药相辅相成，效果较好。

2. 上消化道出血多因湿热内蕴损伤脾胃、火热上逆、迫血外溢所致，治宜清热泻火、凉血止血。常用方药：大黄 6~15g（或大黄研粉 3~5g）、黄连 6g、黄芩 6g、生地黄 20g、茜草炭 15g、大蓟 10g、小蓟 10g、白及 10g、藕节 10g、荆芥炭 6g、黄芪 3~6g、炒栀子 6g、蒲公英 15g，水煎服，日 1 剂，连用 1~3 周。

3. 对上消化道出血患者，煎药时可在应证中药中加入粳米 30g 与药同煎，也可用粳米汤代水煎药，意在补中益气养护和修复胃黏膜。同时可食大枣粥、莲子粥、纯藕粉冲粥等易消化又护胃之品。

4. 临证对于呕血、便血属寒热错杂者，可用半夏泻心汤加仙鹤草、白及、大黄炭、藕节、荆芥炭治之，常收奇效。

5. 八珍汤为气血双补、阴阳兼顾之良方，能使阳生阴长、气运血生，加炮姜炭可治上消化道出血，还可用于血止后的调理。

6. 肝硬化病人呕血（上消化道出血）方：大黄炭 100g、三七 200g，共为细末，每日 6~9g，用藕粉调糊服，每次 2~3g 即可。

胰腺炎

1. 急性胰腺炎为临床常见急腹症之一，轻者以胰腺水肿为主，重者发生胰腺出血坏死。西医治疗常规为禁食、胃肠减压、抑制胃酸和胰液分泌，使用有效广谱抗生素，进行补液、营养支持及对症处理等。中医认为急性胰腺炎可归属"腹痛""结胸""阳明腑实证"范畴，多由于饮食不节或情志不调，或继发于胆结石、蛔厥等病。多因肝郁气结，脾胃升降失调，湿热内蕴，腑气不通，气滞血瘀而发病。根据六腑以通为用的原则，可选下方治之。处方：炒白芍 30g、生白芍 30g、赤芍 30g、生大黄 15~20g（后下）、蒲公英 30g、橘叶 10g、枳壳 10g、厚朴 10g、虎杖 20g、延胡索 20g、柴胡 12g、芒硝 6~10g，水煎 2 次留汁 500ml，连用 4~7 日为一疗程。服药方法：可以从胃管灌入或直肠给药滴入，每次给药液 100ml，每 6 小时给药 1 次。病情控制后可改为口服，每次 200ml，日 2~3 次。治疗期间忌用肉、蛋、奶，以流质食品为主。

2. 临床对西医确诊之肿块型胰腺炎，证属里实内结者，治宜清热散结。处方可用大黄牡丹汤合大柴胡汤加薏苡仁 30g、败酱草 30g、蒲公英 60g，常收佳效。方中薏苡仁清热渗湿、利肠消肿，败酱草排脓、破血、利结、祛毒气，蒲公英清热解毒、消肿散结。

3. 急性胰腺炎多由肝气郁滞、脾失健运、胃肠通降失常所致，暴饮暴食或饮食不节为诱发因素，临证时中西医结合治疗优于中医或西医单一治疗。中医治疗原则为疏肝理气、通腑泻实，常选药物有金银花、败酱草、蒲公英、炒白芍、黄连、川楝子、延胡索、木香、枳壳、厚朴、大黄、番泻叶，根据体质确定各药用量，灌肠或口服，严重者可鼻饲，大便日 2~3 次为宜，此法对缓解腹痛、控制症状、减轻并发症有重要意义。

阑尾炎

1. 急性阑尾炎可用大黄牡丹汤加味治疗，临床疗效可靠，早期应用本方治疗 1 周内可愈，严重者一般 7~12 天可愈。处方：

大黄 9~20g、芒硝 6~9g、桃仁 9~15g、冬瓜仁 20~30g、牡丹皮 9~15g，开始用最大量，日 2 剂，以泻下血水或黑色大便为度；若服 4~5 小时仍不见泻下者，说明药量不够，即可服第二剂；若便通则减为中等量，诸症减轻后，可用小剂量继服以巩固疗效。临床应用本方可视病情合白蛇合剂或加败酱草、赤小豆、赤芍、皂角刺；腹痛明显可加延胡索、木香、三七粉；若已化脓，血常规检查中白细胞计数高者，可配合抗生素治疗，防止腹膜炎的发生。

2. 急性阑尾炎方：柴胡 15g、枳实 10g、赤芍 30g、金银花 30g、生甘草 10g、牡丹皮 9g、黄柏 6g、当归 10g、赤小豆 30g、皂角刺 15g、蒲公英 30~60g、连翘 30g，水煎服，日 1 剂，连用 3~12 剂可效。

3. 慢性阑尾炎方：白花蛇舌草 30g、白茅根 20g、赤芍 10g、忍冬藤 50g、败酱草 20g、桃仁 9g、怀牛膝 10g、乳香 6g、没药 6g、柴胡 6g、白芍 30g、当归 20g、甘草 6g，水煎服，日 1 剂。

结肠炎

（一）慢性结肠炎

1. 慢性结肠炎患者病情缠绵久治不愈者，多为虚实夹杂，往往既有脾虚气弱的一面又有湿热之邪留恋的一面。在治疗方法上，既要补脾敛阴，又需清化湿热。常用方药为：生地榆

20g、黄连 6g、大黄炭 6g、仙鹤草 30g、桔梗 6g、金银花炭 15g、炒白术 12g、木香 6g、白芍 12g、炒槟榔 9~12g、甘草 5g、太子参 12g、青皮 6g、陈皮 6g，水煎服，日 1 剂，连用 7~12 剂。

2. 慢性结肠炎避免服用的药物有肉苁蓉、锁阳、当归、生地黄、熟地黄、何首乌、桑椹、天冬、黄精、玄参、柏子仁、苦杏仁、桃仁等，因这些药物可增加大便的排泄，故应用时要结合病人的情况整体考虑。

3. 慢性结肠炎患者遇咳嗽即欲排便者，应证方药中加入薏苡仁、桔梗。

4. 慢性结肠炎可在应证方药中加入马齿苋、败酱草二药，有祛除肠垢、调整胃肠菌群的作用，临证若再加皂角刺 2~3g 短期服用效更佳。

5. 慢性结肠炎久治不愈，甚则常有脓血便，可在应证方药中加入仙鹤草、赤石脂、血余炭，常可收到扶正补虚、固肠止泻之效。

6. 慢性直肠炎属中医"肠风"范畴，临床常用黄连、苦参、当归、大黄、刘寄奴、槐花、荆芥穗治疗，诸药清湿热、解毒邪、活血络。

7. 苦杏仁 3g、桃仁 3g、郁李仁 3g，三仁相配可下气降逆、活血化瘀、润肠通便。与地榆、白芍、黄连合用为治疗慢性结肠炎之妙方。

8. 慢性结肠炎方：白芷、白术、炒白芍各 10g，黄连

15g、大黄炭 5g。方中白芷可止久泻、愈疮疡，白术补脾阳，白芍补肝阴，黄连厚肠止泻，大黄炭降浊、愈合溃疡，诸药相伍调和阴阳、调补脾胃、厚肠止泻。

9. 山西民间秘方：清肠滑垢治泻汤，处方由酒大黄 6g、冬瓜仁 15g、牡丹皮 10g、焦山楂 30g、黄连 6g、白芍 10g、木香 8g，水煎服，日 1 剂。本方治慢性结肠炎有特效，服本方后可排下胶冻样便，一周后大便渐复正常，连用 10~25 剂即效。

10. 蛇床子、地肤子二药相伍有抗杀霉菌之殊功，临证若遇霉菌性肠炎，可在健胃和脾基础上加用上二药，常收佳效。

（二）溃疡性结肠炎

1. 临证治疗溃疡性结肠炎可用具有健脾化湿作用的参苓白术散加减，通过健脾益气、化湿止泻使脾健湿去，瘀滞疏通，肠黏膜得以疏通、故对溃疡性结肠炎有效。随证加减方法如下：腹胀属气滞者加厚朴、枳壳、木香、炒槟榔，脓血便明显者加槐花、三七粉、地榆炭、藕节，腹痛明显者加延胡索、木香，下腹坠胀或肛门下坠明显者加黄芪、升麻、柴胡、枳壳（需重用 15g），里急后重者加木香、陈皮、白芍，便前腹痛排便后缓解者合痛泻要方，大便次数过多者加赤石脂、紫石英、石榴皮，腹部冷痛加吴茱萸、肉豆蔻、补骨脂、海螵蛸，水样便加车前草、炒苍术。

2. 治疗溃疡性结肠炎可用外科思维，从"内疡"考虑，可视为大肠之疮疡。若患者素体脾虚或久病反复者，可在应证方药中加入健脾化湿之黄芪、白术、茯苓三药；若痛泻交作并伴有脓血便者，可在应证方药中加入黄连、地榆、马齿苋三药，对控制症状有良效；发作期祛湿为治，芳香化湿选藿香、紫苏梗、陈皮、白豆蔻；若温脾燥湿择苍术、厚朴；利水渗湿用茯苓；利小便以实大便取车前子或车前草。缓解期可取四君子汤或补肾健脾汤加仙茅、淫羊藿健脾益肾以祛湿固肠，从而巩固疗效。

3. 慢性溃疡性结肠炎在急性发作期属实证、热证者，即使排便次数多，也不宜用收敛止涩之品，用之恐有留邪之患，此期可酌情选用虎杖、槐花、败酱草、蒲公英、白花蛇舌草。对于久泻便溏、粪便中夹有黏冻者可在应证药物中加入仙鹤草，仙鹤草除善止血外，尚有强壮止痢之殊功，临床发现其对慢性腹泻属脾虚湿热者尤为适宜，对胃肠功能恢复常有帮助。

4. 溃疡性结肠炎在应证药物中加入薏苡仁，其用途有二：一则健脾渗湿；二则排脓止泻。亦可加入焦山楂、大黄炭取其和胃导滞，降浊祛邪之义。

5. 慢性溃疡性结肠炎若见腹痛、腹泻、脓血便、左少腹压痛明显者，可从脾虚湿盛辨治，常选药为：生地榆 30g、金银花 6g、红花 2g、薏苡仁 20g、炒苍术 6g、茯苓 9g。

6. 溃疡性结肠炎病位在肠，脾为主病之脏，并与肝、肾密切相关。临床常见溃病性结肠炎在脾胃虚弱的基础上出现肝木克伐脾土、脾虚日久及肾的病理变化，临证遣方用药时应综合分析。

7.溃疡性结肠炎久治不愈仍见有脓血或间断有胶冻样便者，可在应证方药中加入仙鹤草 30~60g、升麻 3g、桔梗 6g，三药既可扶正治痢又可鼓舞清阳上升。

8.仙鹤草、败酱草合用有清热解毒、活血化瘀之功，多与地榆、黄连、黄芩、白及用于溃疡性结肠炎的治疗。

肠梗阻

1.临床遇急性肠梗阻、急性胰腺炎、急性胆囊炎等症，多表现为腑实热结，可急用通腑泻下法。

2.急性肠梗阻可用大承气汤加炒莱菔子、芦荟治疗。

4.治疗麻痹性肠梗阻，可用吴茱萸粉 10~15g，淡盐水调湿敷肚脐，用纱布敷料、胶布固定；12 小时换药一次，一般敷药 1~2 小时见效。

▌ 胃病治则 ▐

胃病治疗原则

1.中医认为，胃肠以通为用，其生理特点是"泻而不藏，动而不静，降而不升，实而不满，通降下行为顺，涩滞上逆为病。"胃肠蠕动依赖人体正气之推动，胃气降，腑气行，脾运健，气血得以化生。诊病贵在胃气的顾护，因为胃气为养生之本，治病必先调和胃气。仲景护胃离不开参、夏、姜、枣、草诸味，攻伐之品中病即去，寒凉之品不可久用，滋补之品不可太过。实践正反两方面经验已证明，遣方用药时平衡阴阳、顾护胃气为第一要务。正如《黄帝内经》谓："五脏者，皆禀气于胃，胃者五脏之本也。"

2. 治疗脾胃病，遣方用药要从纳、化、升、降入手，纳、化是指有形五谷和精微物质的代谢，升、降是指无形之气的运动。常用药物为炒白术、鸡内金、柴胡、陈皮、枳壳、荷叶、白术、鸡内金消补兼备，健脾开胃；柴胡疏肝，推陈致新；陈皮健脾理气，升降相宜，使气机正常；枳壳主降，荷叶主升，可助脾胃升清降浊。

3. 脾者体阴而用阳，以升为健；胃者体阳而用阴，以降为和；气机升降，脾胃为枢。人之脾胃居于中焦，主升清降浊，中焦健旺，则水谷精气上升于肺而灌溉百脉，水谷浊气下达于大肠、小肠、膀胱，从便、尿而消，且肝气之升发，肺气之肃降，心火之下降，肾水之上升，均配合脾胃完成其升降运动，故脾胃是人体升降运动之中轴。

4. 胃主受纳，主磨谷，其性主降；又为阳土，其性主燥，最易受热邪影响而伤胃津。故治胃有和胃降逆和清热养阴之分。和胃降逆之药有枳壳、竹茹、枳实、半夏、佛手、紫苏梗、炒槟榔等；清热养阴之药有沙参、麦冬、天冬、蒲公英、连翘、天花粉、石斛、玉竹、知母、黄连等。同时，肝脾关系密切，脾主运化，可以散精于肝；肝主疏泄，可助脾胃之升降，在病理上肝病可以传脾，脾病常累及肝，故治脾亦宜疏肝，以求土木相安。脾胃病之调理贵在适寒温、节饮食、调气机、增运动。

5. 脾失健运，湿阻中焦者，临证可取六君子汤加苍术治之，收效理想，正如《本草崇原》所载"凡欲补脾，则用白术；凡欲运脾，则用苍术；欲补运兼施，则相兼而用。"笔者遣方时常将上方缩减为炒白术、炒苍术、茯苓三药，疗效亦好。

6. 寒温法治疗脾胃病是临床的治疗大法，其功效为宣畅气机、调整脾胃升降失常，此法之代表方剂为半夏泻心汤。刘渡舟先生在《伤寒论讲解》中认为半夏泻心汤为治疗胃脘病之法门，指出："凡以呕、痞为主症者，运用半夏泻心汤加减多能获效。"临床实践也证实，脾胃病只要证属寒热错杂于中者，应用此法均能取得疗效。治疗脾胃病若能全面考虑，寒温并用，平衡阴阳，健运脾气，和胃通降，用药顾护脾气，攻邪而不伤正气，充分发挥药物作用，用药分量与病情相符合又不致太过，并行不悖，相反相成。

7. 中医理论中有"肾为胃之关"之说，此"关"即"关口""门户"也。肾为胃之关的本意是说肾既是水道之关口，又是谷道之门户，它既能对"出口"进行开阖调节，又能对"进口"进行启闭、调控，故俗语有"上口不进（不能进食），下口不出（大便不通）"。故治胃勿忘调肾，上病下治则应，治下勿忘

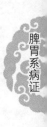

通降胃气，胃气降，腑气行则出口畅也。

8.治疗胃病用药宜少量多次服用，一般每剂药可分3~4次，饭前1小时服为宜，睡前再服1次，这样药物吸收较好，又不碍饮食。

9.中医临床上治胃病还有"治胃必治肝"之说。肝气郁结，郁久化火可选佛手、刺蒺藜、香附、白菊花，诸药行气解郁、柔肝养阴而收效。

10.常见脾胃病临证分型治法及用方如下：

（1）肝脾气滞者治宜健脾理气，方用香砂六君子汤加减。

（2）肝胃不和者治宜疏肝解郁、理气和胃，方用柴胡疏肝散加减。

（3）脾胃湿热者治宜清热化湿、理气和中，方用连朴饮加减。

（4）脾胃虚寒者治宜温中健脾、理气和胃，方用黄芪建中汤合理中丸加减。

（5）寒热错杂者治宜寒热并用、和中消痞，方用半夏泻心汤加减。

（6）肝郁脾虚者治宜疏肝健脾，方用柴胡疏肝散合香砂六君子汤加减。

（7）饮食积滞者治宜消食导滞、和胃降逆，方用保和丸合枳术丸加减。

（8）痰湿中阻者治宜燥湿化痰、理气宽中，方用平胃散合二陈汤加减。

（9）瘀血阻络者治宜化瘀通络、和胃理气，方用失笑散合丹参饮加减。

（10）胃阴不足者治宜养阴益胃，方用一贯煎合玉液汤加减。

（11）肝郁化热者治宜清泻肝火、和胃降逆，方用丹栀逍遥散合左金丸加减。

（12）痰气交阻者治宜化痰、祛瘀降逆，方用半夏厚朴汤合启膈散加减。

11. 半夏泻心汤为治疗胃病的有效经方，笔者应用半夏泻心汤主张小剂量应用。对慢性胃病只要抓住其胆腑郁热、脘腹寒滞、脾肾阳虚之病机，用之即效。对于脾胃之治疗，剂量一定要根据病情确定，不可拘泥大寒大热之品，均以小剂量使用。该方由三组药物组成，涉及胆、胃、脾三个环节。一是黄连、黄芩清胆泻热；二是半夏、干姜辛开导滞，散寒止痛，调和胃气；三是党参、甘草、大枣健脾益气。本方特点是辛开苦降甘调，姜夏辛开胃滞，连芩苦降胆火，参草枣甘调脾虚。这样脾胃郁滞可去，脾阳可振，肝气可舒，气机调畅则症减。应用半夏泻心汤时若脘腹胀满明显时，可在应证方药中加丁香 1g、木香 3g、降香 6g、石菖蒲 3g，常收行气醒脾之效。舌苔厚浊者合温胆汤；胃纳少者合香苏散。胆热、胃滞为标，脾肾虚，正气耗伤为本。症状减轻后即可减少半夏泻心汤诸药量，合补肾健脾汤综合调治即收治本之效。

12. 论何种胃炎，中医诊治重在通降，故有"胃宜降则和"

之说，胃腑通降为顺，胃若不通不降则不和，故邪滞（食、痰、湿、热等）而为病。

13. 治疗胃病时在应用甘药扶脾时可稍佐青皮、香附理气，加枳壳以通胃肠，达以通为补、补而不滞之目的，此乃中医"脾贵运，胃贵通"之旨。

胃病兼证

1. 胃炎伴食管炎，症见咽干兼胸骨后不适者，可用木蝴蝶10g、麦冬15g代茶饮，有良效。

2. 胃中郁热，苔腻口气臭秽者，可用蒲公英20~30g、黄连3~5g、炒栀子3~6g，治之可效。

3. 食后即觉困倦欲寝者，为脾弱不运，不运则静矣，静则欲卧，可用六君子汤加消导药治之，有佳效。

5. 枳术丸有畅通胃肠之殊功，能够促进胃肠蠕动排空，治疗胃肠病可选之。便干数日不行可用生白术40~90g，便溏用炒白术10~20g，中焦痞满用炒枳实，胁肋胀满枳壳可用。枳实善走中焦，枳壳善走两胁。枳术丸为健脾、化积、消痞之良方，脾胃病兼有脾虚气滞、饮食停聚者尤为适宜。

6. 胃阴不足者常见舌质红、口干、脉细数。临床常用下药滋养胃阴：石斛、麦冬、沙参、天花粉、玉竹、芦根、生地黄等为常用之品；增胃液最速为焦山楂、乌梅、山茱萸、鸡内金四药；养胃阴稍加疏肝理气之品，效更佳，但用量宜小，可选木香2g、刺蒺藜6g、郁金6g、青皮3g；胃阴不足兼气虚者，可在方药中加入党参 10g、莲子 10g、白扁豆 10g，效果更好。

胃病临证用药经验

1. 补中益气汤临床应用广泛，凡因脾胃气虚、清阳下陷及摄纳不利所致诸证，皆可取该方治疗，均可收效。

2. 凡滋阴补气养血之品均可碍胃，影响胃之磨谷，可在辨证用药的基础上稍佐陈皮 3~6g，有可靠疗效，既可纠碍胃之弊，又可增滋补效果。

3. 治脾胃病，黄连、木香相伍可收理气止泻之效；炒槟榔与木香合用则有行气通腑之功；治疗脾胃病调理肺气，常收奇效。

4. 黄连、干姜相配，辛开苦降，能祛除寒热病邪，调整肠胃气机，既可治呕吐，又可缓解脘腹疼痛，为治急性胃炎主药。

5. 蒲公英味微苦，性寒，能清热解毒、消肿散结。取蒲公英 15~30g，开水冲泡 20 分钟，加入适量蜂蜜，在饭前 40 分钟饮用，对胃炎患者见胃脘灼热、烧心者较为适合。

6. 砂仁与陈皮相伍用于治疗脾胃病，可收调畅气机、理气和胃、芳香醒脾的功效，但用量以 3~6g 为宜。

7. 临床观察发现白及、三七对胃肠黏膜有保护和收敛作用；藿香、佩兰配防风对消除大便中的黏液有良好效果；白芍、僵蚕、地龙合用对缓解胃肠平滑肌痉挛有较好作用。

8. 刺蒺藜 20~30g、蒲公英 20~30g 加入半夏泻心汤中，治各种胃炎有奇效。方取蒲公英健胃消炎，取刺蒺藜疏通上下、开贲通幽，配合半夏泻心汤治胃热脾寒而收效。

9.砂仁、豆蔻合用化湿行气、化浊和胃，胃病见舌腻者宜。

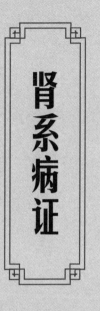
肾系病证

水肿

1. 凡遇水肿病人，可在应证方药中加入猪苓、茯苓各30~60g，以二药量大力专，利水渗湿功著；若遇心源性水肿病人，1日可用（各）100~120g，二药药性平和，茯苓兼能健脾扶正，故大量应用而无虑其害。

2. 三焦总司全身水液，是气机运行和气化之道。临证对于水肿病人综合症状属于三焦气化失司、水液代谢异常者，可取通畅上中下三焦之治法，常取效。常用药物有柴胡、黄芩、知母、佛手、白花蛇舌草、连翘、荆芥。若见咽痛者可加金银花、牛蒡子、羌活、防风。

3. 中医认为"凡治肿者，必先治水，治水者，必先治气，若气不能化则水必不利。"临床常用黄芪与桔梗相伍补气行水、通上窍而消肿，此即"提其气，气升则水降"的道理。

4. 慢性水肿病人可遵中医古训"肾气壮则水还于海，肾气虚则水散于皮""诸湿肿满，皆属于脾"，可用补中益气汤煎汁送服金匮肾气丸，二方合用脾肾同治，以期脾健则运化水湿之力足，肾充则膀胱气化之功强，水肿则消。

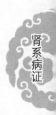

肾系病证

一、不同部位水肿

1. 对于急性脑水肿、颅内压高的病人可选生大黄 6~12g、益母草 30~40g、川牛膝 9~20g，三药可活血化瘀、利尿通便、改善脑循环、改善脑水肿，具有甘露醇样作用。

2. 水肿病人若见面白无华、唇色紫暗、神疲乏力、大便微溏、小便少、舌淡苔薄白者，此为阴水，可用黄精 15g、黄芪 30~100g、薏苡仁 15~50g、陈皮 3~6g 治疗，取诸药大补肺气、健脾利湿之功。

3. 因水湿内滞所致肢体和颜面部水肿，可用黄瓜、西瓜皮、冬瓜各 200g，洗净带皮切块放锅内煮汤半小时，稍加调料和香菜即可食用。

4. 茯苓有渗湿利水、健脾和中、宁心安神之功，重用 30~60g，可排泄体内多余之水液，达利水强心之效，故对心源性水肿有效。

5. 临证治疗腰以上水肿，选用经方甘草麻黄汤治疗，其效若神。处方：生麻黄 10~15g、生甘草 6~12g，水煎服，日 1 剂。方中生麻黄发汗作用肯定，不可用炙麻黄，炙麻黄发汗作用小，服药后一定要取汗，以汗出为收效的标志，正如本方后注："重覆汗出，不汗，再服"，本方可连用 3~5 剂，饭后服为宜。

6. 下肢水肿可取炒白术 20g、生白术 30g 水煎送服水蛭粉 3g，日 2 次，连用 2 周有效。下肢浮肿多为静脉、淋巴管疾病所致，用白术可消水肿。

二、用药经验

1. 川椒目与葶苈子合用可开利三焦而下水气，肝腹水病人可在应证方药中加入二药。

2. 白茅根味甘，性凉，色白入肺，中空通气，功擅清利湿热，清热而不伤阴，滋养津液而不助湿，可治湿热伤阴水肿。

3. 在治水肿方中加枇杷叶尤妙。该药入肺清热，能肃降肺气，使水道通利，下输膀胱。

4. 冬瓜皮能利湿、健脾、消肿，全身水肿可用。

5. 苍术与麻黄相伍，二药用量比例3：1可治水肿，取二药燥湿运脾、发汗利尿之功，二药合用可使湿邪上从汗解、下从小便而出，清气上升、浊气下降，气化正常而水肿消矣。

6. 泽泻、白茅根、益母草重用有活血利水、降浊之殊功，可用于脑积水的治疗。（笔者曾用夜交藤预知子汤合温胆汤加上三药治疗脑水肿2例，均见效。）

▌ 癃闭（尿潴留）▌

1. 临床实践证明，癃闭证可以从肺论治，朱丹溪谓："肺为上焦，而膀胱为下焦，上焦闭则下焦塞，譬如滴水之器，必上窍通而后下窍之水出焉。"临证可取大黄、桔梗、荆芥治疗，三药合用对癃闭有良效。

2. 癃闭脉沉细弱者属气虚，因膀胱气化不利而致，予补中益气汤加桔梗、石韦、皂角刺治疗，可收奇效，此即提壶揭盖法也。

3. 治疗前列腺疾病所致癃闭要关注大便通畅与否，要把大便通畅放在重要位置。临证治疗癃闭可在利尿药中加入通腑之品，如大黄、芒硝、皂角刺、大腹皮、枳实等以助通下之功，腑气得通则小便自行，即所谓"通后窍以利前阴也"。

4. 滋肾通关散为治湿热下注所致癃闭之方，若加益母草30~60g，临证治疗癃闭有奇效。

5. 癃闭方：大黄、荆芥升清降浊，通行二便；知母、黄柏清下焦湿热；肉桂助膀胱气化；枳壳调理气机，以上诸药相伍有促膀胱气化、促进排尿之功。

6. 民间治疗癃闭效方：补骨脂20g、石韦30g、延胡索30g、皂角刺30g，水煎服，日1剂，1剂可分3~4次服，连用3~5剂即效。本方益肾气、助气化、清湿热、通尿道，故效佳。

7. 石韦、皂角刺重用15~20g能消除尿路瘀阻而致之排尿不畅症；与滋肾通关丸相伍对老年癃闭证有佳效。

8. 升麻配乌药、茯苓有提壶揭盖之功，与治肾六药相伍可治老年癃闭。

9. 急性尿潴留方：滑石10g、白芍15g、知母10g、黄柏10g、肉桂2g、栀子10g、苦杏仁6g、川木通6g、白茅根30g，水煎服，日1剂，若加大黄、荆芥效更佳。

10.细辛搐鼻散：细辛、皂角刺、半夏各等份，研极细末，贮瓶备用。本方对尿潴留者也有效，尿潴留之下窍不通乃上窍闭塞所致，上窍通则下窍开矣。

其他

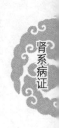

肾炎

一、急性肾炎

1.临证治疗急性肾炎水肿，可从"风水"辨治。这是因为本病系感受风寒之邪所发。在中医学看来，急性肾炎水肿重点并不在肾，而重点在肺、在表，祛除外来邪气的方法就是发汗兼利小便，可用经方麻黄汤治疗，也可合五苓散加蝉蜕、浮萍、白茅根、白花蛇舌草治疗，均效。

2.经方可医治急性肾炎，常在数日或1~2周内愈。风寒表实者投麻黄汤原方即效；体虚者麻黄桂枝各半汤小发其汗即验；兼见里热者可用麻黄连翘赤小豆汤加生石膏，数剂即愈。

3.中医学有"水阻必有血瘀"之说，在治疗急性肾炎病人时常在应证方药中少佐和血化瘀之品，对消肿、消除尿蛋白有佳效。

二、慢性肾炎

1.慢性肾盂肾炎属中医"腰痛""劳淋"范畴，肝肾亏虚为本，湿热毒邪为标；治本可取黄芪、山药、炒杜仲、大黑豆、山茱萸、女贞子，治标可选忍冬藤、白花蛇舌草、白茅根、车前草、白蔹、漏芦。

2.老年人慢性肾盂肾炎的治疗不可一味清利湿热，一定要注意扶助正气。若因肾虚湿热内蕴久治不愈，取益肾八味汤（黄芪、丹参、枸杞子、木蝴蝶、益母草、白茅根、肉苁蓉、冬瓜皮）合四妙散可效；久病缠绵，气血不足者，补中益气汤加青蒿出手即效；情志不舒，郁而化火，每遇生气发作者，用丹栀逍遥散合治肾六药（白花蛇舌草、白茅根、漏芦、白蔹、黄芩、黄柏），收效可靠。

3.慢性肾炎效方：本方取培土制水法，常用药为寻常之品，连服月余即效。药用黄芪、白茅根、山药各30g，党参、白术、茯苓、赤小豆、芡实、莲子各10~20g，巴戟天、当归各10g，白花蛇舌草20g，水煎服，日1剂。

4.附子、干姜、白芍三药相配有温肾阳、化水气、利小便之殊功。慢性肾炎水肿久治不愈者，可用益肾八味汤与上三药相配，有良效。

5.低热持续不退，尿混浊，口渴，皮肤干燥而少光泽，西医诊断属慢性肾盂肾炎者，可用《增补万病回春》滋阴降火汤，药物组成如下：当归10g、白芍10g、生地黄10g、熟地黄

10g、天冬 10g、麦冬 10g、陈皮 6g、白术 12g、知母 6g、黄柏 6g、炙甘草 6g、知母 6g、生姜 3g、竹沥 6g、童便适量、大枣 4 枚。

6. 玉米须性味甘淡，性平，有利水通淋之功，临床常用于肾炎水肿、热淋、石淋等症，常用量为 15~30g。此药在农村秋季易大量收到，晒干备用。玉米须单方煎水饮用，日用量 30~50g，常年饮用不可间断，间断则效果不好，连续服用 3~6 月效佳。岳美中先生经验："若因外感发热日久，灼伤阴分者，可兼服六味地黄丸。""儿童患慢性肾炎服玉米须效果良好，已有肯定的临床疗效，但施之于成年人，则效果不显著。""若小儿兼有浮肿，可服六味地黄丸，禁用八味丸，因小儿为稚阳之体，温补肾阳，会有不良反应。"

7. 慢性肾炎水肿可用黄芪 30g、玉米须 50g 煎水，取汁煮米粥食之，日 1 剂，有明显的益气、利水消肿之功，屡用效验。

8. 慢性肾炎所致血尿、蛋白尿，可用六味地黄丸合玉屏风散加蝉蜕、僵蚕、乌梅治疗，有良效。

9. 江苏省民间偏方：用鲜车前草 100g 加水煮 30 分钟，留汁加红糖适量，代茶饮，连用 10~15 天一疗程，对隐匿性肾炎有效。

三、肾炎的名家经验

1. 慢性肾炎因感冒而急性发作者，国医大师裘沛然常用表里同治方药，收效较好，用药有黄芪、生白术、生甘草、淫羊

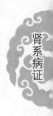

藿、羌活、白芷、浮萍、蝉蜕、半枝莲、黄柏、漏芦等。方可辛散祛邪之外又能解毒泄浊、健脾利水，诸药共奏疏解表邪、振奋正气之效。裘先生经验：黄芪与羌活相伍对预防肾炎病人感冒效胜玉屏风散。

2. 全国著名肾病专家邹燕琴治疗狼疮性肾炎之药对如下：生地黄配枸杞子，取二药滋养肾阴可长期使用；蛇莓与白花蛇舌草相伍，有良好的清热解毒之功，抗菌消炎同时尚有免疫调节作用；赤芍与牡丹皮相伍，有凉血散瘀之功，对于狼疮性肾炎出现的阴虚内热之证疗效甚佳。狼疮性肾炎多有关节受累症状与表现，可选青风藤与鸡血藤，取二药舒筋活络之功；加强养阴之力可用女贞子配墨旱莲；水肿重者用茯苓皮、泽泻淡渗利湿；咽喉肿痛用玄参、麦冬清利咽喉；蛋白尿用蝉蜕、全蝎消蛋白。

3. 江西省中医院万友生老中医治肾炎水肿方：白茅根30~60g、薏苡仁15~30g、赤小豆15~30g，水煎2次，每次煎30分钟，和匀分2次服。本方清热利湿、滋养阴液，是治疗湿热伤阴所致水肿的理想之方。

4. 益肾汤为山西省中医院（省中研）方，处方以桃红四物汤去生地黄加丹参活血化瘀；辅以益母草、白茅根活血行水；再佐以金银花、板蓝根、紫花地丁清热解毒。本方适用于慢性肾炎见瘀热夹水湿而致的水肿证。

其他肾病

1.慢性肾病，湿浊内停、水道不利而见水肿者，可用茯苓、泽泻、大黄三药相伍，利水渗湿泄浊，可使肾之水液正常运行。

2.慢性肾脏病的治疗原则是：益肾、清利、活血。要根据疾病的不同阶段，在补肾的基础上灵活遣方用药。

3.肾病水肿重者，可在应证方药中加入川椒目，川椒目入脾、膀胱经，有行水消水之功；若水肿顽固或反复发作者，可加益母草活血利水；如高度水肿不得卧时，可加入葶苈子、冬瓜皮、西瓜皮等以助其利水；如水肿经治缓解，又遇感染，伴扁桃体肿大充血，水肿加重者，此为邪热侵肺，宜在应证药物中加入麦冬、黄芩、金银花、知母、山豆根等清咽利肺之品。

4.老年人晨醒眼皮浮肿者可取黄芪3g、茯苓10g加大米50g煮粥食之，连用1~2周常收良效，若不效则为肾病之先兆。此方既可治疗又可预防。

5.肾病患者可在应证药物中加入怀牛膝、山茱萸。前者活血化瘀，有很好的改善微循环的作用，后者能够增加肾脏的血液灌注。

6.益母草、泽兰、水蛭三药合用有活血逐瘀之功，对肾病日久、瘀血阻络者，可用三药改善肾脏循环，常收佳效。

7.山药与淫羊藿合用善补肾中阴阳，慢性肾病取用二药长期服之，对调补肾中阴阳大有益处。

8.怀牛膝有补肝肾、壮腰膝、活血利水、引血下行之功效。

临床已证实，该药能改善腰部（包含在腰部）和下肢的血液循环，与丹参、水蛭相伍有保肾利尿之殊功。

9. 马齿苋、益母草、鬼箭羽三药合用，可收凉血活血、解毒之功，临证对肾病水肿有效。

10. 仙茅、淫羊藿可补肾固本、温运阳气，可助肾气化；慢性肾病可选，常收佳效。

11. 裘沛然教授治疗肾病综合征效方，处方：生黄芪50g、土茯苓30g、黑大豆30g、牡蛎30g、巴戟天15g、黄柏15g、泽泻18g、大枣7枚，诸药共奏补气健脾、益肾利水、泄浊解毒之功。本方对肾功能及临床症状的改善均有很好的功效，以此为基础应变于临床，屡获效验。

12. 著名肾病专家聂莉芳教授重视食疗方的运用，自制黄芪鲤鱼汤治疗水肿或作为肾病水肿消退后调理方，常收佳效。处方：鲤鱼一尾（约250g，去内脏洗净）、生黄芪30g、赤小豆30g、砂仁10g、生姜10g，鱼药同煮，不入盐，煮沸后文火炖之，一周可食1~2次，此食疗方有益气、活血、利水、和胃之殊功。

蛋白尿

一、一般治疗

1. 对于肾性蛋白尿的治疗重点抓住脾肾虚损这个关键，同时兼顾湿热、瘀血等因素辨证论治，虚实兼顾，收效可靠。预防调理重点为避风寒，调饮食，适劳逸，舒情志，注意预防感冒，忌肥甘厚味食物，食疗品种有黑芝麻、山药、海参等。服用中药应尽量远离肾毒性药物如马兜铃、关木通、木防己等，只要防治结合，一般情况下疗效较好。

2. 临证治疗慢性肾病蛋白尿，可在辨证用药的基础上适当选用金樱子、覆盆子、白果、芡实、桑螵蛸等固涩之品，以及水蛭、地龙、蝉蜕、僵蚕等活血通络之品，常收奇效。

3. 对慢性肾病在辨证治疗的同时，凡蛋白尿长期难消的患者要忌食蛋白类食物，同时配合运动锻炼，以散步为主，每天以 30~60 分钟为宜。

4. 肾炎蛋白尿日久不愈，证属虚实夹杂者，可用山茱萸15g、石韦 10g 入应证药物中。可收摄精泄浊、开合互济之效。

5. 对肾性蛋白尿的治疗可从肾络入手，常收佳效。临证常通过滋养肾络、益肾固精、化瘀通络收效。养肾可选黄芪、党参、鹿角霜、仙茅、淫羊藿、枸杞子、炒杜仲等；固肾涩精选金樱子、覆盆子、益智仁、山药、鸡内金；通肾络常选水蛭、地龙、蝉蜕、僵蚕等。

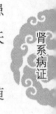

二、经验方药

1. 慢性肾炎蛋白尿方：白扁豆 15g、山茱萸 20g、黄柏9g、芡实 20g、白果 10g，水煎煮 2 次，日分 3 次服用，药渣中食品类药物可食之，间断或坚持服用 1~2 月可收佳效。

2. 益母草有活血化瘀之能，尚有通经利水、降压之殊功。

若血虚夹瘀之人，宜小量用之；兼见血压偏高，舌下络脉青紫，下肢浮肿者可重用30~60g。在治疗糖尿病的复方中，加入益母草则降血糖和稳定血糖的作用明显增强。对于肾炎蛋白尿，尤其是慢性肾炎伴上呼吸道感染时，所出现的蛋白尿或蛋白尿症状加重有良好疗效。

4. 生黄芪、益母草、山药、白茅根四药，有改善肾功能、消除蛋白尿之殊功。四药有补脾肾、涩精固本、活血通络、育阴消肿之功。

5. 黄芪配鱼腥草、白茅根对肾炎蛋白尿久治不消者有良效。

6. 熟地黄滋肾填精，山茱萸养肝肾而涩精，山药补养肺脾肾而固精，芡实、金樱子固肾涩精。诸药合用能消除尿蛋白，改善肾功能。

7. 芡实与金樱子相伍，俗称"水陆二仙"，能缓解肾血管硬化、延长排尿间隔、减少蛋白丢失，对肾病蛋白尿有治疗作用。

三、名家经验

1. 长春中医药大学任继学教授对于慢性肾病出现蛋白尿的治疗，每用土茯苓50~120g、白茅根30~60g加入辨证方中多收佳效。任老认为，蛋白为人身之精微，宜藏而不宜泻，其所外泄者，是因肾气内变、封藏失职，导致清浊不分、湿浊之邪郁滞经络、决渎失司而成。故慢性肾病的治疗必取分清利浊、透达经络之法。急性尿路感染可在清利湿热的基础上，稍佐橘核、荔枝核等调理气机，则疗效更佳。

2. 施今墨先生经验：云南白药口服，每日 1~2g，用白开水分数次冲服，可治肾炎尿蛋白久久不消者，一般连服 1~3 周见效。此法为笔者恩师名医李春茂先生传授，屡用屡验。

尿毒症

1. 现代医学认为，肾功能不全会出现高凝现象，中医治疗时一定要特别注意活血化瘀药的应用。临床实践已证实丹参、大黄二药相伍有活血化瘀、解毒导滞的作用，可用于肾功能不全的治疗。临证组方常用黄芪、巴戟天、枸杞子益气温肾，黄芩、柴胡、白芍清热养阴，黄精、白术益气健脾，丹参、大黄活血降浊，白花蛇舌草、半枝莲清热解毒、排浊利水，诸药攻补兼用，调和气血。

2. 对慢性肾功能衰竭初期以补肾健脾、理气泄浊为主，可用六味地黄汤合六君子汤加减以补脾益肾，佐半夏、丹参、益母草等药活血行气、通调升降，加藿香、佩兰、大黄等药化湿泄浊、祛邪扶正；至肾衰后期以软坚散结、扶正祛邪为主，并以平衡补泻为重点，当用活血化瘀药效果不著时，应加海藻、昆布、牡蛎等药物。对控制病情发展有帮助。

3. 临证见慢性肾衰要从肺、脾、肾调理入手，该病以肺脾气虚为本，湿瘀互阻为标，其虚实之间相互为患，治宜益气活血、养血和脾、利湿泄浊，以此法调治远期疗效较好。

4. 慢性肾功能衰竭的用药原则，要抓住脾肾虚损这个根本。补脾肾用党参、黄芪、枸杞子、山茱萸，祛毒泻浊用生大黄、虎杖、土茯苓,活血祛瘀用益母草、丹参,和胃止呕用陈皮、半夏、荷梗、紫苏梗,渗湿利水用茯苓、泽泻。

5. 慢性肾功能不全见舌暗红、舌下络脉青紫者,可用白蛇合剂合桃红四物汤加大黄、土茯苓。临床证实大黄确有活血化瘀之功。现代文献报道,大黄有活血化瘀作用,可改善肾功能,还有间接利尿降压作用,这与古代医药文献记载相吻合,可细细玩味。

6. 全身急性感染或急慢性肾功能衰竭的病人,可选用通腑解毒法。前者用感冒群药合白蛇合剂加大黄治之,后者用治肾六药加大黄治之。素体虚弱合玉屏风散;尿血可加祛瘀止血之品,忌用炭类固涩之药;病情顽固可以加虫类药去伏络之沉疴,外和风邪选蝉蜕、僵蚕;血瘀肾络可用地龙、水蛭;若伴高血压病不论有无水肿,均可在应证方药中加利水之品。选药忌寒凉伤胃之品,注重情志疏导、身心同治,可在应证方药中少佐理气解郁、清心除烦之品。

7. 尿毒症灌肠方(张国英大夫提供):生大黄 30g、蒲公英 30g、牡蛎 30g、槐花 15g、败酱草 20g,水煎留汁 300~500ml,趁热加入锡类散 2 支;日灌肠 1 次,每次 150ml;灌肠后使大便保持 2~3 次 / 日为宜;隔日灌肠 1 次也可。

8. 桂枝茯苓丸加大黄、牛膝可用于尿毒症治疗,此方可称为中药透析方,验之有效。

9. 肉苁蓉有补益精血、温阳通便利水之功,临床上对于慢性肾衰兼便秘者常服有效。临床证实肉苁蓉有保护残余肾功能之殊功，应予以重视。

10.茺蔚子、泽兰、泽泻有渗湿利水之功，对肾衰水肿有效。其治标之力用于救急，待病情缓和，再以补药徐徐调之。

遗尿

1.老年人尿失禁可从脾肾调治，脾主肌肉，健脾益气可使尿道括约肌功能加强，尿道括约肌为脾所主，故治之有效；肾司二便，膀胱气化不利则小便不禁，临床可用补中益气汤加益智仁、五味子、桑螵蛸、炙麻黄治疗，加麻黄是因麻黄能温运督脉、通膀胱之气也。

2.老年人尿失禁或小便急迫，多为脾肾虚弱、膀胱失约，治宜补中气、益肾缩尿。处方可用黄芪20g、党参10g、炒白术10g、陈皮6g、当归6g、升麻3g、柴胡3g、益智仁10g、乌药10g、山药15g、金樱子10g、覆盆子10g、五味子6g，水煎服，日1剂，连用7~14剂。

3.桑螵蛸、益智仁、枸杞子相伍可治遗尿。

4.蛇床子既可温暖肾中阳气助命门真火，又可通达膀胱之气治遗尿。

5.鸡内金除能运脾健胃之外，尚有摄约膀胱之功，故治遗尿可用之。

6.补骨脂、白果、桑螵蛸合用有补肾缩尿之功，三药对老年人尿失禁、遗尿有效。

7. 麻黄与五味子相伍能宣调气机，敛肺肾之气，促膀胱气化，使其开阖有度，故对遗尿有殊功。

夜尿

1. 老年人夜尿频数，临床若从脾肾治疗无效者，则可从肺论治，常收奇效。其病机符合寒邪外束，太阳经脉不利，膀胱气化失司。症见头痛、腰背发凉发紧、腰痛或咳喘者，方用麻黄汤加桑螵蛸、当归、白果治疗。

2. 老年人夜尿多，或小便急迫，或小便失禁，可用下方：黄芪20g、党参10g、芡实10g、五味子20g、金樱子10g、覆盆子10g、桑螵蛸10g、山药15g、鸡内金10g、白果6g、龙骨15g。

3. 夜尿多常用方：金樱子15g、覆盆子10g、桑螵蛸10g、莲须10g、山药10g、鸡内金10g，水煎服，日1剂。

泌尿系感染病证

一、急性泌尿系感染

1. 急性泌尿系感染，中医将其归于"热淋"范畴，通过清上源、行气化、利水道，常收奇效。本病可由邪袭肺卫、肺失治节、水之上源不清、水道不利、气化失常而水湿停聚，郁而化热致湿热下注膀胱而为热淋。清上源可选荆芥、防风、牛蒡子、蝉蜕；取生地黄、川木通、竹叶、甘草、知母、黄柏、肉桂清心导赤、清湿热、促膀胱气化；诸药相伍可使上源清、下源利、小便行而病愈。治疗本病，重视肺对水液运行的影响，综合调治其效优于单纯清利湿热法。

2.急性尿路感染属心火移于小肠者，可用导赤散加炒酸枣仁治疗，常收奇效。

3.白蛇合剂配半枝莲、蒲公英、竹叶、青蒿可治疗急性泌尿系感染，疗效优于抗生素。

4.急性尿路感染方：鱼腥草30g、车前草30g、萹蓄15g，水煎服，日1剂，连用3~7天。

5.土茯苓、生地榆、黄柏、紫菀相伍有清热解毒、利湿凉血、宣畅气机之功，临床用于急性膀胱炎合并尿血有效。

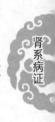

6.金钱草、石韦清化湿热，二药与青蒿合用可治急性泌尿系感染。

二、慢性泌尿系感染

1.慢性尿路感染久治不愈或缠绵难愈者，多因病久致虚、久病入络，可在辨证调治基础上，加入一味全蝎，可收意想不到之效果，取其入肝通络、平肝止痉之功。

2.黄柏既可清热泻火，又善退虚热，与知母、肉桂相配即为滋肾通关散，可清下焦湿热，促进和加强膀胱气化。滋肾通关散与治肾六药同用可治疗慢性泌尿系感染。

3.泌尿系感染病人常用清热利湿之品，久用常伤中气，表现为语言低微、面白无华、头昏纳呆、神倦乏力、少腹坠胀、舌淡红苔薄白、脉弱，可用补中益气汤加青蒿治疗。《医学入门·五淋》云："中气既弱，不能运通水道，下输膀胱者，补中益气汤。"

4. 丹参、虎杖、败酱草活血化瘀、清热解毒，可用于顽固性泌尿系感染、前列腺炎的治疗，加入应证药物中有良效。

5. 大黄与桑白皮同用有通泻三焦之功效，能降三焦之浊邪，对慢性尿路感染兼见大便不爽、纳食不香、血压波动不稳者有效。

6. 女子反复泌尿系感染，可用鲜蒲公英 150~250g，水煎服，日 1 剂，连用 3~5 日即效，蒲公英鲜品的清热解毒利尿之功优于干品。

三、老年性泌尿系感染

1. 临证对于反复发作的泌尿系感染病人，特别是老年尿路感染的治疗，笔者不主张用大量清热解毒、利湿通淋之药，而采用补中益气汤加青蒿、蒲公英治疗，常收奇效。

2. 老人小便不利，服寒凉药加重者，可用淡盐水送服金匮肾气丸，肾气充、气化调故有效。

3. 老人元气虚见小便不通者，可用黄芪 15g、陈皮 6g、生甘草 6g，水煎服，日 1 剂。元气充则膀胱气化功能改善，小便即通利矣。

4. 滋肾通关丸又名滋肾丸、通关滋肾丸，源自《兰室秘藏》一书，药物组成为知母、黄柏、肉桂。三药临床用量为黄柏 6~15g、知母 6~15g、肉桂 3~6g，主治热在下焦血分、口不渴而小便闭、肾虚蒸热、脚虚无力、阳痿阴汗、冲脉上冲而喘及下焦邪热。方义：知母滋肾润燥，黄柏降炎清热，肉桂复膀胱气化。本方临床应用广泛，对诸如急慢性前列腺炎、老年人尿路感染、尿道综合征等均有良效，临床上一般不单独用此方，均在辨证论治基础上应用。

5. 败酱草、白花蛇舌草、益母草、丹参合用有解毒活血、清利湿热、通淋利尿之功，可有效治疗前列腺炎，并能消除湿热阻滞所致诸症。

6. 金钱草、车前草、薏苡仁、石韦、皂角刺同用能强化膀胱气化功能，消除前列腺炎所致的排尿不畅诸症。

7. 白花蛇舌草、连翘、生甘草三药同用解毒散结、通行十二经，可用于前列腺炎的治疗。

8. 王不留行药性下行，走而不守，有活血利尿之殊功，对泌尿系疾病有奇效。

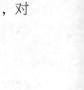

四、前列腺炎

1. 石菖蒲能豁痰开窍，引药直达精室，对慢性前列腺炎尿道滴白有良效。

2. 老年前列腺增生可用下药治疗：黄芪、生甘草、续断、桃仁、川牛膝、石韦、皂角刺、桂枝、茯苓、牡丹皮、赤芍、浙贝母，本方用量视病情而定夺，诸药相伍可使正气固、肾得补、瘀血去、经络通、气机利，故收良效。

3. 乌药、延胡索、香附三药相伍可治慢性尿路感染、男子前列腺疾病，症见少腹憋胀，小便痛而不畅，证属肝经气机不畅者，加入应证方中有良效。

五、泌尿系感染的经验方药

1. 小柴胡汤有调达气机之殊功，可调理膀胱气化，与治肾六药合用治泌尿系感染效果优于抗生素。方中白花蛇舌草、白茅根、柴胡可用至 20~30g。

2. 二仙汤合白蛇合剂加蒲公英、败酱草治疗中老年妇女慢性尿路感染有效。本方集寒热补泻于一体，有阴阳双调之功。

3. 泌尿系感染偏方：车前草 30g、竹叶 6g、生甘草 10g，水煎 10 分钟后，将药及药液倒入茶壶内冲水当茶饮，日 1 剂，连用 3~5 日。每日饮水量 1000~1500ml 为宜，同时忌辛辣食品，不食咸味之物。本方有治疗和预防作用，接受西医治疗者也可以用上方辅助治疗，收效佳。

4. 蒲灰散为《金匮要略》方，原文谓："小便不利，蒲灰散主之。"方中蒲灰（即蒲黄）味甘、辛，生蒲黄既能收敛止血，又能行血祛瘀，有止血而不留瘀之特点，同时又有明显的利尿通淋作用；滑石甘淡寒滑，善清膀胱之湿热，通利水道，为治淋之良药。本方具有化瘀利窍、泻热通淋、凉血止血之功。

5. 金钱草清湿热、利水通淋、除湿退黄、解毒消肿，通过利尿作用，对尿道有"冲刷"作用，可使致病菌无法存留，并能抑制致病菌繁殖，故金钱草对泌尿系统感染有治疗效果，可在应证方药中应用。

6. 橘核、荔枝核形如男子之外肾，临证用于生殖系统或泌尿系统疾病治疗常收佳效，其选用方向皆在取类比象。

7. 白芍有止痛、利小便之功，《神农本草经》对此有论述，张锡纯的论述最简明，其言白芍能收敛上焦浮越之热下行自小便泻出，为阴虚有热小便不利之要药。

8. 栀子、滑石、竹叶三药相伍能清心火、利小便、导热下行，尿路感染舌尖红、尿赤者可用。

9. 青蒿重用有化湿清热之殊功，可用于急慢性尿路感染，屡用屡验。

泌尿系结石

一、肾结石

1. 肾结石方：威灵仙 15g、金钱草 30g、鸡内金 12g、冬葵子 10g、怀牛膝 10g，水煎服，日 1 剂。如果是输尿管结石或膀胱结石可用威灵仙 15g、滑石 10g、海金沙 15g、通草 6g，水煎服，日 1 剂。诸药经临床验证确有较好的化石排石作用。

2. 肾结石体外冲击波碎石术后所致肾损伤见尿血、腰痛、小便不利者，可用下方调治：黄芪 15g、丹参 10g、川芎 3g、赤芍 10g、泽泻 10g、金钱草 40g、石韦 15g、车前草 20g、大黄 3g、荆芥 5g、甘草 6g、鸡内金 10g，水煎服，日 1 剂，连用 2~3 周。

3.肾结石排石效方:黄芪 20~30g、竹叶 6g、甘草 6g、生地黄 12~20g、木通 3~6g、金钱草 30g、海金沙 10g、鸡内金 10g、核桃 3 枚捣碎入药。本方清心火、除湿热、补元气、利水排石。

4.核桃有通命门、利三焦、益肾溶石之功。肾结石病人可在服用排石药物的同时,每日服核桃 30~50g、大枣 30~50g,有一定作用。排石方剂要守方久服,一般不少于 60~90 天方可收到疗效。

二、尿路结石

1.治疗尿路结石可选芒硝,芒硝味咸、苦,性寒,具有软坚消石之功。《神农本草经》言:"芒硝,除寒热邪气,逐六腑积聚,结固留癖,能化七十二种石。"临证应用芒硝软坚化石、逐邪于下、利小便、推陈出新,初服可出现缓泻,余无不良反应,常用配伍药物有海金沙、冬葵子、石韦、滑石、瞿麦等通淋排石之品,效果更好。

2.尿路结石效方:结石在 0.5~1mm 且证属湿热下注者处方:金银花 30g、连翘 15g、通草 3g、金钱草 30g、海金沙 15g、萹蓄 10g、瞿麦 10g、蒲公英 30g、栀子 12g、黄连 6g、黄柏 6g、黄芩 6g。水煎 2 次,药量要大,一次 300ml,日 3~4 次。

3.泌尿系统结石可选郁金、鸡内金、金钱草、海金沙、石韦、炒白芍、生甘草组方。不论肾脏,还是输尿管、膀胱的结石均可收排石之功，治疗 1~5 月常收预期之效，且无任何不良反应。

4.尿路结石民间方：川牛膝 30g、乳香 9g、没药 9g、栀子 6g，水煎服，重者日 2 剂，轻者日 1 剂，一般 1~2 剂痛苦减轻，连服 3~10 剂结石即可排出。

5.泌尿系结石致尿潴留者，常用下药组方，可在实践中参考，药为鹿角霜、续断、桑寄生、女贞子、墨旱莲、生地黄、牛膝、枸杞子、补骨脂、淫羊藿、鸡内金、巴戟天、肉苁蓉、核桃等。临床实践已证实，补肾之品，无论温肾或滋肾均可鼓舞肾气、改善肾之气化、增强肾盂及输尿管的蠕动，从而改善肾积水，推动结石下移而排出体外，方中鹿角霜、鸡内金、核桃均有溶石之功。

6.输尿管结石病人，在应证药物中加入木瓜 20~30g、赤芍 20~40g、白芍 20~40g、生甘草 10g，有舒解腹痛的作用。

7.输尿管结石用佛手、炒白芍、甘草三药相伍，可收解痉、扩张输尿管、增强输尿管蠕动的作用。

8.芍药甘草汤合四金汤（郁金、金钱草、鸡内金、海金沙）可治疗泌尿系结石，不论是肾脏、输尿管或膀胱结石都能起到排石、消石的功效，少则 1~2 个月，多则 3~4 个月，都可收到预期效果，用之屡效。

9.石韦与骨碎补、菟丝子相伍，可收滋养肝肾、促进膀胱气化、增加尿液排泄之殊功。若加金钱草、鸡内金、郁金、白芍、延胡索可治尿路结石。

10.生鸡内金研粉冲服，每次 3g，日 2~3 次，可治胆结石、

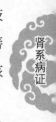

肾系病证

尿路结石。

11. 滑石性滑利窍，善清膀胱热结而通利水道；地龙咸寒，解痉通络，清热利尿，二药相伍可通利结石梗阻所致肾积水，验之临证确有佳效。陈皮、生甘草同用有理气、健脾、护胃之功，可与上药合用以增疗效。

12. 滑石与炒王不留行相伍有疏通尿道、滑利通窍之功，泌尿系结石可在应证药物中应用。

学【中医理论】
听【内科知识】
背【常用歌诀】
品【名医故事】

扫码领取

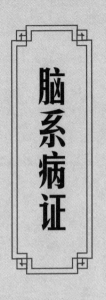

脑系病证

痫病

1. 癫痫的临床用药可在平肝息风通络的基础上加豁痰之品，治痰往往收效。

2. 逍遥散加蝉蜕、石菖蒲、龙骨、牡蛎、百合、知母、钩藤，有抗癫痫发作的功效。

3. 癫痫证属痰热者，可用礞石滚痰丸与温胆汤合用，有良效。

4. 治癫痫验方一则：乌梢蛇 48g、壁虎（干品）10g、胆南星 10g、地龙 12g、僵蚕 12g、炒莱菔子 10g、全蝎 10g、蜈蚣 3 条，共为细末，装瓶备用，每次服 2~3g，日 2 次，早晚用温开水送服，连用 30 天。

5. 癫痫验方：癫痫发作多为痰逆风动，河南老中医李修五家传方：神曲 1000g、生代赭石 500g、胆南星 200g，共为细末，每次饭后服 3~6g，日服 3 次，连用 1~3 月可望见效。

扫码领取
• 学【中医理论】
• 听【内科知识】
• 背【常用歌诀】
• 品【名医故事】

痴呆

1. 老年痴呆病人多因浊毒上蒙清窍。临床证实川芎、石菖蒲、胆南星三药合用有活血化瘀、通降浊毒之功，对该症有散浊毒、醒神通窍的作用，临床可验证。待浊毒清后可用抗衰老三药（丹参、制何首乌、北沙参）以善后。

2. 老年痴呆若见记忆力减退或神志呆钝，兼有二便不知、夜尿多、言语不利、手足冷、舌淡胖大或有齿痕、脉沉无力，证属肾元不足、脑髓失养、痰瘀阻络者，可用地黄饮子加减，久服有效。

3. 目前经临床研究证实，对老年性痴呆有效的补肾中药有：熟地黄、枸杞子、何首乌、山茱萸、益智仁、黄精、紫河车、鹿角胶、龟甲胶等。从治肾入手，对预防和控制老年性痴呆有实际意义。

4. 熟地黄、人参、制何首乌、女贞子、枸杞子相伍，补元气、益精髓、固下元、安神益智，临床对老年痴呆可在应证药物中加入上药，久服有效，煎剂效宏。服药时，可用速效救心丸2~3粒为引，疗效更好，因速效救心丸中有川芎、冰片，可引药上行于脑窍。临床证实冰片有透过血脑屏障之殊功，可使诸药上行于脑。

5. 黄芪、丹参、黄精、当归相伍养血活血、育阴益气、健脑益智，可用于老年痴呆的治疗。

▶ 癫狂 ◀

1. 癫狂证属痰热积滞、清窍被扰、五脏失衡者，可用夜交藤预知子汤合礞石滚痰丸加减治疗，可收效。

2. 国医大师张琪教授治疗神志疾病，从心论治，其理论为"心为神明之府"。临床治疗首辨标本虚实，次辨病邪性质，审因论治，其治法有四：养心柔肝法，选方为柴胡龙骨牡蛎汤加味；养心安神法，选方为黄连阿胶汤加味；活血开郁法，选方为癫狂梦醒汤加减；涤痰宁心法，选方为礞石滚痰丸加减。

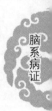

脑系病证

▶ 中风 ◀

1. 中风病急性期若见大便数日不通伴发热者，可用生大黄粉 20g，白酒调湿敷神阙穴（肚脐），有通腑泄热之功，此为上病下取。

2. 急性脑血管病初期出现高热者，西医认为是由于体温调节中枢功能失常所致，临床称之为"中枢性高热"，体温在39℃以上，体表无汗，常规物理降温及一般西医退热疗法少效。临床常用大量生石膏 60~120g、大黄 10~30g，二药有清热解毒、通腑泄热的作用，尚可减少并发症。二药可与温胆汤合用，效佳。注意：石膏先煎，大黄后下。

3. 对中风后遗症的患者，不可把西医诊断的脑梗死或脑出血套用于中医的"瘀血"，不可多品种常用活血化瘀药堆砌使用。因中风之本在于肝肾亏损，治疗可遵叶天士"缓肝之急以息风，滋肾之液以驱热"之训，可用滋肾养肝之剂配合小剂量肠溶阿司匹林，协同防止再次中风。常用方剂为：石斛 20~30g、玉竹 20~30g、沙参 10~15g、丹参 10~30g、枸杞子 10g、天冬 15g、麦冬 15g、制何首乌 15g、炒白芍 20~30g、生白芍 30~60g、赤芍 10~20g，水煎服，日 1 剂，连用 30~50 剂。亦可一周服上方 2~3 剂，坚持每季度服药 10 剂。

4. 中风偏瘫，古人有"右痪左瘫"之说，有一定的指导意义，临床可做参考。左侧半身不遂者，祛瘀为主，可用桃红四物汤加胆南星、竹沥、竹茹、丝瓜络等治疗；右侧偏瘫则以祛痰为主，用二陈汤加胆南星、竹沥、瓜蒌、天花粉、桃仁、红花等治疗，坚持服用，可收效。

5. 中风急症，痰瘀内结、邪毒内生、损伤脑络是病机的关键。早期运用通腑法能提高疗效，改善预后。

6. 中风急性期或中风后遗症期，证属瘀热、痰瘀互阻者，可用桃核承气汤合温胆汤治疗，收效甚佳。本方可下瘀热、泻痰火，有收气平血降痰、消火清热之效。

7. 石菖蒲与远志相配可涤痰通窍，与生白术、蝉蜕、苦杏仁合用治中风失语。

8. 中风病初期过早用补益药，往往助邪加重病情，应根据病情选用通腑醒脑法。不论大便干稀，只要2日未便即可选用本法，对降低死亡率、致残率，提高疗效十分重要，本法属于截断疗法。常用药物为生大黄、桑寄生、钩藤、石菖蒲、天竺黄、羌活合温胆汤，大黄用量以大便稀、日1~2行为宜。

9. 中风半身不遂，以左主血虚、右主气虚进行施治，补气养血或养血益气往往有效。左侧半身不遂用桃红四物汤加减治疗，右侧半身不遂用六君子汤加减治疗。

10. 中风重症病人保持大便通畅非常重要，即使没有便秘之象，也要加服通腑之品，通腑之品对血压和颅内压均有降低作用，对中风病人可用下方灌肠，方法是：生大黄30g、黄芩30g、知母20g，加水煎成300ml，待温保留灌肠，每日1~2次，疗效好，对促使病人苏醒有效。

11. 中风初期伴有高血压病患者忌用黄芪，有表证者忌用麻黄、桂枝。

12. 中风日久，遗留肢体麻木，活动不便，又无经济条件者，可用民间验方调治：桑寄生30g、黑大豆50g、大枣20g，每日水煎代茶饮。本方药仅三味，看似平淡，而能肝、脾、肾同治，常服有效，一般每年连用三个月，即可防止中风复发。

13. 细辛通阳，能振奋肾气，肾为声之根，故治中风失语常用生白术、蝉蜕、熟地黄、苦杏仁、石斛，同时加入细辛一味。

14. 若发现以甘油三酯高为主的人群，预防重点在中风，治疗时从痰浊入手，常用方选温胆汤加草决明、桑叶、荷叶。此乃多年临床观察所得经验，临证时可资参考。

15. 中风日久，久用活血之品，不论是输液或口服均会耗气伤阴，故中风后期，可用益气养阴法治疗，常收良效，常选药物有石斛、玉竹、沙参、丹参、枸杞子等，诸药可应证运用，无助邪之弊。

16. 中风后患肢拘挛难伸者，多为肝肾阴虚、筋脉失养所致。临证可用炒白芍 20~60g、炙甘草 10~20g、木瓜 15~20g，水煎服，日 1 剂。其功效为滋养肝血、柔肝舒筋，久服可收一定疗效。

17. 中风急症患者凡见舌苔滑腻或厚腻，且口中多涎或喉中多痰者，必为痰浊作祟，治以化痰祛瘀通络法。若不详察其舌苔及症状特点，忽视痰浊为患，必将误治，朱丹溪治中风主张"治痰为先"，诚为经验之谈也。常用药物有枳实、胆南星、浙贝母、瓜蒌、天花粉、郁金、石菖蒲、陈皮、清半夏、茯苓、甘草。

18. 刺蒺藜与牛蒡子合用可用于急性脑血管病的治疗。刺蒺藜重用 20~30g 有利窍通络之功，民间有"刺蒺藜、路路通一身带刺，四通八达，无处不到"之说；牛蒡子可解毒通便、降颅压，治中风有殊功；临床中风病人凡见肝功能异常者，禁用蜈蚣、全蝎等虫类药，可用刺蒺藜 30g、牛蒡子 20g、路路通 10g 代之，三药担当通络利窍之大任。

19. 中风急症，医者要十分留意患者的大便排泄问题，凡数日不行或便黏不畅者，均可用通腑泄浊法治疗。通腑泄浊可促进醒脑开窍，有助于神志及肢体功能的恢复，常用药有大黄、虎杖、瓜蒌、枳实、天花粉、炒槟榔等，或用升降散加瓜蒌。

20. 中风急性期，西医治疗常用甘露醇降颅压，但甘露醇脱水时常伤真阴，加入通腑泄浊之品也伤阴耗津。不论中西医，治中风大多长期应用活血化瘀药，此类药久用损伤气阴，故中风病恢复期治以益气养阴为主，辅以化瘀通络，常收良效。常用药物有石斛、玉竹、沙参、丹参、枸杞子、鸡血藤、四桑（桑皮、桑椹、桑叶、桑枝）等，辨证选药，常收效。

21. 中风后期多见阴虚血瘀，可选何首乌、枸杞子、桑椹、沙参治疗，可收良效。

22. 临证对于中风后遗症或心脏神经官能症、癔症言语不流利出现舌肌不利者，均可选生白术 30g、炒白芍 15g、细辛 3g、诃子 6g、蝉蜕 10g，诸药治疗有良效。若配合"拽舌头疗法"效更佳。

22. 虫类药治疗脑病时对提高疗效、减轻致残程度有重要意义，虫类药作用可概括为两方面：一方面虫类药大多具有辛味透散之性，可促使脑府瘀血、痰浊消散化解；另一方面取虫类药攻冲走窜之性通畅脑络、调和血脉而达推陈致新之妙用。

23. 补阳还五汤为王清任《医林改错》方，由黄芪、当归、川芎、赤芍、桃仁、红花、地龙组成，为临床常用活血化瘀方

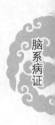

脑系病证

剂，治疗中风后遗症属气虚血瘀者有良效。该方重用黄芪补元气，意在气旺血行、祛瘀通络；赤芍、当归、桃仁、红花、川芎活血化瘀；地龙通络，研究表明补阳还五汤能减轻脑梗死、脑缺血造成的脑损伤。肝阳亢者忌用补阳还五汤；血压高者可加怀牛膝、菊花；血脂高者可加焦山楂、草决明、荷叶；大便干者加枳实、羌活、大黄；血糖高者加佛手、枸杞子、桑椹。

24. 临证治疗中风病人抑郁焦躁不宁，可用小柴胡汤加龙骨、牡蛎、黄芪、郁金、紫石英，常收良效，方中加黄芪能补肝虚，元气足、肝气舒则气郁疏达，此为补气疏郁法；郁金行气解郁、活血通络，诸药用之常收效验，若合逍遥散效更佳。

25. 中风后出现的肢体灼痛、肢体痉挛性疼痛，属中枢神经病理性疼痛，可取芍药甘草汤治疗，常收良效。处方：炒白芍 30g、赤芍 20g、生甘草 15g，水煎服，日 1 剂。

26. 中风病人若见舌质紫暗或见舌有瘀斑者，可在应证方药中加入活血化瘀之品，如川芎、赤芍、丹参、地龙、水蛭，可提高治疗效果。

27. 中风病急性期若见肺部感染发热、大便闭结不通，属腑实壅热证，采用通腑泄热法可防止病情恶化，常选药物有酒大黄、全瓜蒌、胆南星、天竺黄、番泻叶、桃仁、草决明、芒硝、炒莱菔子等。

28. 中风偏瘫证属瘀阻脑络、窍络痹阻、脑髓受损者，中医在发病 3 月之内多采用活血化瘀、通经行滞法，可取下方治疗：黄芪 30g、川芎 10g、丹参 15g、川牛膝 10g、赤芍

10g、天麻15g、桃仁9g、红花10g、炒杜仲10g、胆南星6g、炒白芍15g、桂枝6g、甘草6g、通草3g、白芷6g，水煎服，日1剂，4周一疗程，连用4~7周，有较好疗效。若配血塞通片效更佳。

29. 中风偏瘫病人见大便燥结、小便不通者，可取熟地黄60g、党参15g、生白芍30g、苦参6g、甘草6g、大黄6g、荆芥3g，水煎服，日1剂，连用3~5剂即效。

30. 临证对中风后遗症者，取养肝血、疏肝郁之法常收佳效，较活血化瘀、补气通络、化痰通络法疗效更佳。因中风病人得病突然，患病后经治疗常留后遗症，心情郁闷者占多数，故在临证时医生要重视患者情绪的调整，重视筋脉营养有着重要意义，可用逍遥散加减治疗，药选：逍遥散去薄荷加橘叶、橘络；若见阴虚水亏者加熟地黄；气阴双亏者加玉竹、石斛、太子参；脾虚便秘者加炒栀子、牡丹皮；筋脉拘挛者加薏苡仁、木瓜；上肢不遂者加姜黄、桑枝、桂枝；下肢不遂者加怀牛膝。

31. 中风急性期儿见腹部胀满、大便不通、神志不清、颅压增高者，用通腑醒神法常收良效。常用药有瓜蒌、厚朴、枳实、大黄、虎杖、石菖蒲、天竺黄等。

32. 桂枝茯苓丸加地龙、川芎、荷叶，可用于中风先兆的治疗。中风病机为痰湿瘀血阻于脑络，本方小量常服有预防脑梗死的作用。

33. 胆南星、石菖蒲、远志、茯苓四药合用有化痰开窍之功，可用于中风失语的治疗。

34. 中风病人证属痰郁化火者，见苔腻质红、面部潮红或面部烘热时作者，可用温胆汤合小量黄连解毒汤治疗，常收奇效，本方取效之理在于化痰泻热。临床发现应用本方血压波动不稳者可平稳血压，血脂高者可降血脂，高黏血症者有降低血液黏稠度之殊功。

35. 中风偏瘫病初，宜先刺健侧泻其有余，后针患侧补其不足；中期健、患侧交替；后遗症期只针患侧；不同阶段采用不同治法可提高疗效。

36. 脑血管病后遗症期若见血压偏低或颈椎病，属清阳不升者，可选用东垣益气聪明汤加减治疗，常收佳效。益气聪明汤药物组成：黄芪 20g、人参 20g、炙甘草 6g、升麻 6g、葛根 9g、蔓荆子 9g、白芍 9g、黄柏 9g，水煎服；功能益气升清、聪耳明目。主治中气不足、清阳不升、风热上扰所致的头痛目眩或耳鸣耳聋，或目生障翳、视物不清，苔薄质淡，脉濡细。

37. 自拟补元缩尿汤：当归 15g、党参 15g、桑螵蛸 15g、芡实 20g、炙麻黄 6g，水煎服，日 1 剂。临证对于患心脑血管疾病日久兼见夜尿频数者有效。

38. 心脑血管病病位在心脑之络脉，病机为络脉失养、络脉瘀阻、络脉受损而致病。中医认为心主神明，主明则十二官康健；脑为元神之府，与心息息相通，心主血上供于脑，血足则脑髓充足。心脑相通，心脑之疾治疗时可心脑同治。临床实践证明，治心病重在温通血脉、升补阳气；治脑病重在滋肾水、涵肝木、治风活血、清脑开窍，清脑重在逐邪，逐邪则清窍得养、清阳上升、浊阴下降。心脑血管疾病的治法不外乎清心宁神、通腑泄热、清化痰热、化瘀清热等诸法。

39. 临床上对心脑血管病合并抑郁及焦虑状态者，可从肝论治，或心肝同治，体现了中医学天人合一和形神一体的思想。既可身心合一，又注意保持人与周围环境的协调。身心同治是当前防病观念的必然趋势，有待进一步认识和推行。

40. 生水蛭粉 3g，童便送服，日 2 次，治脑出血效果可靠。

41. 临证凡因椎基底动脉供血不足而致眩晕者，若辨证属于心脾两虚、气血不足者，用归脾汤加葛根、丹参治疗，常收佳效。归脾汤补益心脾，葛根扩张血管，丹参活血化瘀，综合诸药可使气旺血充、血行畅达、脑有所养，故眩晕可平。

42. 丹参、山楂、川芎三药相伍有活血行气、疏通脑窍、散瘀结之殊功，可改善脑动脉供血，对瘀阻脑络之眩晕有效。临床三药常与温胆汤合用。

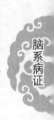

眩晕

高血压病

1. 现代临床证实：肝之疏泄失常，肝不藏血，内生风火热毒，气血逆乱为高血压急症的主要病机，其治疗从气血论治可收疗效。治宜清热凉血、泻火解毒、宁心安神、息风止痉、醒神开窍、通腑降浊，可用夏枯草、豨莶草、丹参、怀牛膝、大黄合犀角地黄汤、黄连解毒汤治疗，方中犀角可用水牛角代替。血压平稳改为治本之法，滋补肝肾之阴平抑肝阳，使患者气血调和、情志舒畅、血压平稳，可选六味地黄丸合四桑治疗，久服可收良效。

2. 赤小豆与玉米须合用有健脾利水、降压之功，二药对肾性高血压病效果尤佳，常用量各为 30~60g。

3. 石决明、草决明与制何首乌、生何首乌相伍，既可平肝育阴，又可清肝润便，对高血压病见眩晕便结者有佳效。

4. 高血压病患者常伴失眠，可在应证药物中加远志、夜交藤安神宁心；可加熟地黄、山药补肾；加何首乌、白芍补肝；加牛膝引血下行；加活血之品桃仁、大黄、丹参效更佳。

5. 高血压病见男子阳痿者用下方有效，诸药有滋补肾阴、温补肾阳、平衡阴阳之功效，处方：桑寄生 15g、女贞子 20g、墨旱莲 10g、仙茅 10g、淫羊藿 15g、益母草 20g、泽泻 10g、豨莶草 20g、地骨皮 10g、炒杜仲 10g、蜈蚣 1 条。

6. 高血压病若见头晕头胀属肝阳上亢者，可在应证方药中加入石决明 20g、桑叶 10g、罗布麻叶 20g，有清上潜下、除头晕头胀之功。

7. 对高血压病患者除了长期坚持用药，控制血压之外，还应保持良好的情绪和健康的生活习惯，戒烟，限酒，控制体重，配合适当的锻炼以调畅气机、平稳血压。

8. 治疗高血压病需注意，对正在服用西药降压药的患者，嘱其配合中药继续服用，不可骤然停服西药。在中药临床取效后方可在医生指导下酌情减量西药，这样可平稳血压，减少心脑血管病发生。

9. 对于高血压病属阴虚阳亢者，临证可取生熟地黄、女贞子、钩藤、石决明、牡蛎、桑叶治疗。诸药通过补益肝肾、平肝潜阳，在减轻症状的同时可改善动脉血管功能，常获良效。

10. 老年性高血压病责于肝肾亏虚，肝肾阴阳失调是该病的重要病理变化。调肝肾可选沙苑子、女贞子、枸杞子，此为治本之策。

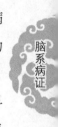

11. 临证凡因高血压病、脑动脉硬化出现手指不自主颤抖者，可在应证方药中加钩藤、桑寄生，二药可收补肾通络、平肝降压之效。

12. 治高血压病勿忘从调理阴阳入手，平阴阳、和气血、解毒通络常能取效。药物可选夏枯草、怀牛膝、虎杖、茺蔚子、焦山楂诸味，用之效。

13. 老年性高血压病选用平肝潜阳法往往效果不理想，若考虑老年高血压病为肝肾亏虚、虚阳上越予以温潜法常收效。对于以收缩压高为主者可用六味地黄丸加肉桂、怀牛膝治疗；对于以舒张压高为主者可用六味地黄丸加吴茱萸、炒白芍治疗。其中两组药物均有温潜虚阳之功。

14. 治疗老年高血压病时若在应证方药中加入肉桂 1~3g、怀牛膝 30g，或吴茱萸 1~3g、白芍 30g，常收良效，前者能降收缩压，后者能降舒张压。

15. 国医大师朱良春治高血压病有效对药：生白芍合生牡蛎，二药补肝阴、平肝阳、制肝补脾以降血压；补骨脂合紫石英、菟丝子合沙苑子，四药固肾填精、补虚敛阳、重镇降压；生地黄合何首乌、女贞子合墨旱莲，四药补肝肾之亏虚、调肝肾之阴阳。

16. 临证治疗老年人高血压病时需注意调补肝肾，以收缩压高为主、血压波动明显者为阳盛；以舒张压高为主者，多为阴虚。老年人高血压病以肾精不足、气血亏虚、阴阳两虚为主要病因，并兼有心、肝、肾等脏腑功能失调所产生的火热、湿浊、痰饮、瘀血等病理因素，治疗老年人高血压病要注意整体调治，恢复机体阴阳平衡而达稳压之目的，做到"谨察阴阳所在而调之，以平为期"之目的。

17. 中医治疗高血压病不在于单纯降压，而是通过辨证论治调节机体阴阳平衡，达到平稳血压之目的。高血压病以心、肝、脾、肾脏腑功能失调为主，由于气血阴阳紊乱所致。高血压病本为阴阳失调，标为风火痰瘀。调养心脾选归脾汤，调补肝肾选一贯煎，调补阴阳选二仙汤，阳亢风动用石决明、龙骨、牡蛎、天麻、刺蒺藜，肝胆郁热用龙胆草、黄芩、夏枯草、栀子，痰浊内郁用半夏、泽泻、白术、石菖蒲，瘀血阻络用桃仁、红花、赤芍、益母草，肝肾阴虚用何首乌、山茱萸、桑寄生、菟丝子、生地黄、熟地黄，肾阳不足选淫羊藿、鹿角霜、补骨脂、巴戟天等，调畅全身气机、稳定血压可用四桑组方。

18. 对初患高血压病之人要针对其多有头晕头痛、胸闷恶心、形体偏胖、气短乏力或见燥热自汗等症状，从气虚痰湿或湿蕴化热入手进行调治，常收佳效。笔者抓住高血压病见舌体胖、苔腻之症，常选虎杖、荷叶、牛膝、苦杏仁、白豆蔻、薏苡仁组方，服数剂血压即平稳。病情稳定后可以益气健脾、化痰除湿法调治。处方用黄芪、党参、白术、茯苓、苍术、薏苡仁、陈皮、清半夏，调治数周对患者的血压、血糖、血脂、体重均有一定的干预作用，可以实现防治高血压病的双重目标。

19. 高血压病兼见高血脂者，忌食膏粱厚味。体态肥胖者，可选用桃仁承气汤加焦山楂、制何首乌、草决明、泽泻治疗，有降低血脂之效。

20. 高血压病为脏腑气机升降失调所致者，其中肝升太过为主要机理，治疗重在降。常用方剂有：温胆汤降痰降气，龙胆泻肝汤降火降浊，一贯煎清降、补降。

21. 高血压病睡前洗脚方：桑枝 30g、桑叶 10g、茺蔚子 15g，水煎熏洗浸泡双足 30~40 分钟，洗后即睡有一定的降压效果。

22. 高血压病茶方：本方对肝阳上亢型高血压病见面红耳赤、头晕眼花者有良效。处方①：菊花 30g、金银花 30g、桑叶 12g、焦山楂 15g，水煎代茶饮；处方②：荷叶 10g、菊花 10g、炒决明子 10g、葛根 10g、鬼针草 20g，水煎代茶饮。高血压病若见眼底出血、鼻衄者，可用夏枯草 6g、菊花 15g、槐花 6g 代茶饮，有效。

23.高血压病患者患病日久多见瘀血及阳亢表现。临床可选沙苑子、刺蒺藜、泽泻、丹参、青葙子、夏枯草等药治疗，可收活血潜阳、降压之功。

24.临证凡高血压患者头面烘热、脉洪大、便干者，可用黄连、黄柏、黄芩、栀子、生石膏、夏枯草，诸药合用，有良效。日本汉方医常用黄连解毒汤治高血压病见头面烘热者。

25.高血压病患者兼见腹泻便溏者，可用升阳益气法；临证见高血压病患者血压忽高忽低，可用六味地黄丸加葛根、丹参治疗。

26.活血降压三药：怀牛膝 30g、丹参 30g、酒大黄 6g，该组药物对高血压病患者兼见足跟痛或便秘者有效。

27.原发性高血压病患者兼见夜间失眠者，可用夏枯草 30g、清半夏 10g、延胡索 20g 治疗，有良效；高血压病证属阴虚阳亢者，多头蒙、头胀，可选夏枯草、槐花、怀牛膝、生石决明治疗，有效；原发性高血压症见舌质紫暗或舌有瘀斑或舌下络脉青紫者，可用四桑合血府逐瘀汤治疗，临证有效。

28.制附子研极细末，用鸡蛋清调糊，涂双涌泉穴，可引火下行，对高血压病、脑出血可在各种抢救措施基础上辅助应用此方法。

29.桑寄生与炒杜仲相伍使用，为笔者常用降压药，在应证方药中加入二药确有降压效果，二药相伍能补益肝肾、潜敛元阳，故降压有功。

30.降压群药由豨莶草、夏枯草、菊花、杜仲、鬼针草、怀牛膝组成。运用降压群药，不仅能改善患者的临床症状，同时也能降低患者的血压水平，有很好的对症治疗作用。应用本方时，可根据辨证论治的原则，随证加减常收良效。若眩晕明显，可合半夏白术天麻汤；若口苦、尿黄明显，可合龙胆泻肝汤；若头晕、头痛、腹部不适，属肝脾不和者，可合当归芍药散；若面赤尿黄、烘热汗出者，可合黄连解毒汤；若便溏乏力属肝肾虚弱者，可合补肾健脾汤；若伴项强，可合芍药甘草汤加葛根；若兼见腰痛手足麻木，可合四桑加桑寄生、丝瓜络治疗；均可收效。

31. 益母草与茺蔚子同株而生，均有良好的降压之功。益母草专入血分，有祛瘀生新、利水降压之力，重用 30~50g 效方宏；茺蔚子入肝经，有清肝热、益肝肾、明目之功。

32. 夏枯草、黄芩、焦山楂为降压三药。其中夏枯草临床证实有显著持久降压之功。

低血压病

1. 原发性低血压病临床多见，在现代医学中归属心脑血管病，在中医学中归属于"眩晕""心悸""失眠""虚劳"等范畴，其多由先天不足、体质虚弱、气血阴阳亏虚、脉道不充、脉气无力、正气不足、心脾亏虚、肝肾失养所致，临床表现为眩晕、头蒙、头痛、健忘、心悸、视物不清、汗多乏力、手足不温、食欲不振或食后腹胀等。分析其症状可知，气血亏虚不能荣脑则出现头晕、头蒙、不寐、头痛甚则晕厥；心主血脉，气虚脉道不充，无力推运血行，则易出现心悸，心中发空；气虚玄府失固，常出现多汗，汗出伤津，气津伤耗则倦乏；气损及阳，阳不温煦可见手足不温，畏寒；脾虚不运则见纳呆，或食后脘胀，临证对低血压病之调治可依据四诊所得，综合分析而遣方，常用方有补中益气汤、八珍汤、归脾汤、天王补心丹、桂枝汤、黄芪生脉饮、生脉饮等，对于低血压病之治疗要嘱病人睡眠规律，不可熬夜，饮食要粗细搭配，尽量多食碳水化合物，多食小米粥，冬季可适量进食羊肉，夏季食牛肉。

2. 低血压病眩晕可用补中益气汤合桂枝汤治疗，方中黄芪用 10~15g 为宜，用之即效。

3. 桂枝 12g、炙甘草 6g，水煎服，当茶饮，可治低血压病而见头晕者，效佳。本方为经方桂枝甘草汤，有温通心阳之功。凡平素心阳不足之人，稍动则气促、心悸、汗出者，均可应用本方。

头痛

1. 治顽固性头痛可用祛风活血法，常选药物有川芎 20~30g、羌活 6~10g，二者相伍祛风止痛，可引药物直达脑络。蜈蚣、全蝎能搜剔痰瘀阻于络道之邪，四药同用治疗顽固性头痛效佳。

2. 偏头痛外用止痛奇方：用生川乌适量研粉末（或研粉装瓶备用），米醋调糊涂患处。该方有疏散瘀滞、麻醉止痛的殊功，可试用。

3. 偏头痛必用三药：辛夷入脑祛邪外出，川芎通达脑海、活血化瘀，白芷祛风通、鼻窍。现代药理研究证实，三药对脑血管有扩张和收缩的双向调节作用，能疏通微循环、改善脑供血。

4. 逍遥散加白芷、川芎治疗肝郁血虚之头痛或偏头痛，均有效。

5. 川芎祛风止痛，为治头痛要药；白芷善治头风疼痛；藁本治一切偏正头痛和巅顶头痛；细辛祛风开窍止头痛。

6. 温胆汤中加入郁金、明矾，可消顽痰郁火，可治顽固性头痛或癫痫发作频繁者。

7. 清上蠲痛汤为明代龚廷贤《寿世保元》方。功效：散风热，止头痛，主治一切偏正头痛。临床可用于血管神经性头痛、上额窦炎头痛、三叉神经痛等。处方：当归 9g、川芎 9g、白芷 9g、细辛 3g、羌活 9g、防风 9g、菊花 9g、蔓荆子 9g、苍术 9g、麦冬 9g、独活 9g、生甘草 6g、黄芩 15g，有热加蒲公英 15g、金银花 10g。

8. 血管神经性头痛效方：证见头痛如劈、口干目赤、太阳穴部位血管搏动应指，方用生石膏 20g、栀子 10g 清除内热，川芎 12g、薄荷 6g 疏风止痛，白芍 30g、生甘草 10g 缓急止痛，诸药相伍头痛即除。

9. 如遇头痛兼见呕吐恶心者，可用二陈汤加天麻、制胆南星治疗，疗效可靠。

10. 外感头痛川芎茶调散主之，头皮疼痛梳头时重效尤佳。

11. 巅顶头痛，阴雨症减，日晒则重，冷水洗浴则症减，此为水不涵木所致，用六味地黄丸加藁本治疗可愈。肾水不足、水不涵木、肝肾阴虚、虚火上扰则巅顶痛，故用六味地黄丸方效。

12. 神经性头痛可用远志 15g、大枣 7 枚，水煎 2 次早晚分服，晚上服药时将枣食掉，效更佳。

13. 鸡血藤养血活血通络，小蓟活血养血止血，延胡索活血止痛，三药合用对血虚头痛有效，尚有很好的安眠作用，可改善睡眠，临证验之有效。

14. 妇女头痛者，若头痛时作时止，或痛如针刺，或头痛如裂，或走路震痛，或经前加重，可考虑肝郁血瘀所致。临床常用逍遥散加蜈蚣、全蝎（研粉服）各 2~3g、石决明 30~40g、龙骨 20g、牡蛎 20g、黄柏 3g，水煎服，日 1 剂。此法为疏肝通络，验之效佳，治愈后较少复发。

15. 临床若遇间断性头痛，晨重夜轻者，或用脑后疼痛、触按痛处则舒者，可用人参养荣丸治疗，其药物组成为白芍、当归、黄芪、白术、熟地黄、茯苓、远志、陈皮、人参、肉桂、甘草、五味子、生姜、大枣。

16. 高血压病引起的头痛、眩晕，可用下方代茶饮，有一定疗效，菊花 6g、金银花 6g、桑叶 6g、薄荷 3g，冲水代茶饮，日 1 剂。

17. 治疗头痛，临证之时当详查病史病因，从痰、瘀、虚、风入手，责之于肝、脾、肾，良好的睡眠是缓解和避免头痛发作的第一良方。

18. 临证若见发怒后双侧太阳穴部位头痛者，即可用小柴胡汤加刺蒺藜、炒栀子、茯苓、橘络治疗，3~5剂即解头痛。以后可服六味地黄丸调治数周，滋肾水、降虚火以善后。

19. 治头痛可在应证方药中加川芎、白芷、葱白，可收行气、通阳、止痛之佳效。若取药渣捣泥敷太阳穴，一侧20分钟，两侧交替涂敷效果更好，有时信手拈来之法亦能派上用场。

20. 临床凡遇偏头痛病人，首先要询问其是否有不寐或睡眠不规律。因为睡眠障碍与偏头痛之间关系密切，通过醒脑或调神，改善睡眠后偏头痛常可减轻或发作次数减少。偏头痛为少阳经证，根据"经脉所过，主治所及"取小柴胡汤疏达气机；延胡索活血止痛、镇静安眠；炒酸枣仁、柏子仁养血安神，用之则效。

21. 治头痛五药为川芎、天麻、菊花、蔓荆子、荷叶。若后枕部、项背部疼痛加葛根、羌活；前额眉棱骨部疼痛加白芷；头部两侧或连耳部疼痛加柴胡、黄芩；痛在头顶加吴茱萸、藁本。不论何处疼痛，或疼痛日久，疼处固定者，均可加僵蚕、全蝎、蜈蚣、地龙、延胡索各等份为散，每次1~2g冲服，日2次，常收奇效。

22. 治疗头痛时一定要分清内伤与外感，结合病人情况选择适合方剂。如为肝郁化火所致，可用丹栀逍遥散加减治疗；肝肾阴虚水不涵木所致，可取杞菊地黄丸加减治疗；脾失健运、

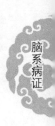

脑系病证

湿浊上蒙者，可用半夏白术天麻汤加减治疗；大病后气血两虚、血不荣脑所致者，可用人参汤治疗；头痛日久，痛处固定，舌暗，有瘀血者，可用血府逐瘀汤加减治疗；妇人经期头痛，取香苏散合逍遥散治疗。在实践中不论祛邪、补虚，都需贯穿一个"通"字，或祛邪为通，或补虚为通，从而使经络之气畅通，清阳之气上荣，浊毒之气下行，头痛即随之而除。

23. 偏头痛属风痰瘀阻者，可用下药治之，有良效，处方：川芎 15g、白芷 10g、钩藤 20g、赤芍 20g、炒白芍 30g、僵蚕 10g、蝉蜕 10g、柴胡 10g，水煎服，日 1 剂。

▮ 其他 ▮

精神分裂症

1. 黄煌教授对精神分裂症的治疗经验：以恐惊为主症者可选温胆汤治疗；对以抑郁、身重乏力为主症者可取柴胡加龙骨牡蛎汤治疗；以"其人如狂"为主症者可用桃核承气汤治疗；对于情绪低落、疲乏嗜睡者在应证方药中加入麻黄 5~10g 每收佳效，但服药时间为餐后，夜间尽量不服用，以免出现低血糖反应和失眠。

2. 笔者治癔症时常取夜交藤预知子汤、甘麦大枣汤、半夏泻心汤三方合方，常收良效。

3. 精神分裂症效方：夜交藤预知子汤（夜交藤、丹参、合欢花、预知子、炒栀子、连翘）加桃仁 9g、三棱 6g、莪术 6g、红花 6g、生甘草 6g、川牛膝 6g、生大黄 6~30g（量渐递增）、大枣 7 枚，水煎服，日 1 剂，连用 20~30 剂。

4. 临证对于精神分裂症见言语含糊不清、言辞混乱、语无伦次、烦躁不宁者，可饭前服礞石滚痰丸，中午 12 点配服牛黄清心丸 1 丸，常收效。

梅尼埃病

1. 湿热中阻、气机失调、浊邪上蒙致眩晕者，可用温胆汤加荷叶治疗，效佳。

2. 眩晕为风、火、痰、虚综合致病，临床证实为本虚标实之证者，可用小柴胡汤加泽泻汤加温胆汤合方治疗，常收良效，一般连服数剂即症减或眩晕消失。

3. 肝阳偏亢出现的眩晕，茺蔚子、菊花、钩藤三药同用，可收凉血、活血、清肝、平肝之效。

4. 眩晕症的治疗临床应抓住虚实两端论治。虚者，脾气虚，肝血虚；实者，瘀血、湿邪内阻。症见眩晕、恶心、呕吐、耳鸣、胸胁胀满、舌暗淡苔白、脉沉弦者，治宜养血舒肝、健脾降浊。方用仙鹤草 30~60g、当归 10g、川芎 6g、白术 20g、白芍 15g、茯苓 15g、泽泻 40g、葛根 30g、射干 9g、前胡 9g、本方对内耳眩晕有奇效。若因脾虚，痰饮内停引发眩晕，症见头晕目眩、如坐舟车、四肢无力、神疲少神、纳差便溏、舌胖大有齿痕、苔白厚、脉弦或虚无力者，可用补中益气汤加葛根40g、泽泻40g治之。

5.临证凡见头晕耳鸣、目涩干痛、五心烦热，证属肝阴不足，肾水不能上承者，可选鹿衔草、功劳叶、枸杞子、桑椹、刺蒺藜、桑叶、沙苑子组方治疗，常收效。诸药相伍肾水可滋，肝阴可补，滋阴柔肝而收效。

6.临证治疗眩晕时需根据患者情况选药，若因颈椎病所致眩晕者必选葛根方可获效；若因高血压病所致眩晕者必用龙骨安魂魄而收功；平素因失眠而致眩晕者则酸枣仁可收养心阴、益肝血、安神志之功而止眩。

7.眩晕之人用祛痰法无效而见苔白如霜，脉滑而缓者，可从水湿内困辨治，取五苓散治疗常收桴鼓之效。

8.椎基底动脉供血不足见头昏、眩晕、恶心、呕吐、耳鸣等，为中老年人常见症状。西医用扩张血管及对症治疗效果不佳，若从中医痰浊上蒙切入，取温胆汤加减治疗，收效较好，常取温胆汤加泽泻、白术、天麻、刺蒺藜、葛根，治之效佳。呕吐加紫苏叶2g、黄连2g；乏力加仙鹤草、乌药；若血压偏高合"四桑"加怀牛膝治疗。

9.治疗眩晕凡见苔白或白腻者不可用滋阴之品，可选二陈汤、温胆汤或半夏白术天麻汤治疗。在服上方过程中白腻苔剥脱出现舌红无苔或舌质绛红者，即需调整为滋肾养阴之方药治疗，化痰燥湿之品不可再用，以免耗损阴液，变生他证。

10. 眩晕之治疗：胖人多痰火，肥人多气虚，故胖人眩晕者可用温胆汤加味治疗；瘦人多阴虚，阴虚火旺之人常见肝郁，故体质消瘦之人见眩晕者，可用引火汤合越鞠丸治疗。

11. 老年人眩晕应责之肾虚。老年患者多肾气不足，中医有肾主五液之说，肾虚则决渎无权，湿聚于下，上泛而助湿生痰；肾虚于下，痰湿泛于清窍，故见眩晕。临床治疗老年高血压病所致眩晕，取补肾化痰法常可收效，可用新益肾四药与何首乌、菟丝子、熟地黄、白芍合半夏白术天麻汤、二陈汤治疗，加软化血管之浙贝母、海藻、夏枯草效更好。

12. 眩晕临证多从肝、脾入手，其病机不外风、火、虚、痰四方面。风痰者半夏白术天麻汤治疗；火者可用小量黄连解毒汤治疗；虚者可用八珍汤加减治疗；痰者用二陈汤加减治疗，均可收佳效。单方可用仙鹤草 40~60g，水煎服或加入应证方中均有佳效。

13. 梅尼埃病（内耳眩晕症）效方：《金匮要略》当归芍药散加仙鹤草：仙鹤草 60g、当归 10g、炒白芍 30g、茯苓 15g、白术 15g、泽泻 15g、川芎 9g，水煎服，日 1 剂，煎汁 500ml，早晚 2 次分服，一般连服 3~5 剂即效。

14. 梅尼埃病：患者眩晕时作，发作时轻则闭目即止，重者如坐舟车天旋地转不能站立，便干、头痛、失眠，眩晕时不能进食。梅尼埃病常因失眠、情绪不稳或连续劳累而诱发，反复发作可致听力下降，西医也称为内耳眩晕症。临床可用小柴胡汤合泽泻汤（白术、泽泻）加仙鹤草 30~60g、大黄

3~5g（或用大黄炭 6~10g），治之疗效好。

15. 治疗梅尼埃病可从寒、饮、风、痰四方面考虑，选用半夏白术天麻汤合茯苓桂枝白术甘草汤，治之疗效好。

临证对于内耳眩晕症急性发作阶段的治疗可取半夏白术天麻汤加仙鹤草 30~60g，眩晕明显控制后可取茯苓桂枝白术甘草汤合二至丸调理以巩固疗效。为防复发需嘱患者保证正常睡眠、避免过度劳累、注意情志调理、饮食宜清淡、吃饭七分饱、保持头凉脚暖。

扫码领取
- 学【中医理论】
- 听【内科知识】
- 背【常用歌诀】
- 品【名医故事】

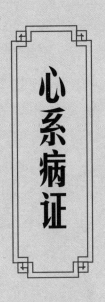

心系病证

胸痹

1. 桔梗有宣畅心气郁滞的作用，为上焦病要药，邪闭于肺、气郁于心者宜用之。冠心病（即"胸痹"）痰郁于心肺者，可与瓜蒌、薤白、清半夏同用，效佳。

2. 黄芪、黄精、党参、川芎、赤芍相伍，益气通脉，可治冠心病证属气阴不足者。

3. 太子参与合欢皮相伍可收益气和阴、调畅血脉之效，冠心病病人尤适合，两药各重用 20g 方有效。

4. 丹参、降香均有良好的扩张冠状动脉、改善心肌血液供应、降低血液黏稠度的作用，可治疗瘀血证。二药对冠心病有效，能消除胸闷，对心悸有改善作用。

5. 中医治疗冠心病用药规律：气虚选西洋参、党参、人参、太子参，血虚选龙眼肉、当归、鸡血藤、阿胶珠，阴虚选生地黄、麦冬、玄参、石斛、玉竹、黄精、五味子，阳虚选黄芪、淫羊藿、枸杞子、制附子、桂枝、薤白、淫羊藿，气郁选柴胡、郁金、香附、檀香、佛手、刺蒺藜，瘀血选丹参、三七、水蛭、川芎、赤芍、地龙、延胡索、桃仁、红花，痰湿选泽泻、瓜蒌、茯苓、清半夏、橘红、远志，痰浊选细辛、石菖蒲，火热扰心选黄连、苦参、栀子、连翘。

6. 病人心悸、脉律不齐者，可用生脉散加沙参、龙眼肉、柏子仁、白头翁治疗，有良效。若心脏瓣膜病变则可常服天王补心丹或柏子养心丸。若冠心病患者，可小量配服丹参片或丹参滴丸（服用常量的 1/3 即可），配服三七粉 3g/ 日，有良效。若心肺功能衰弱仅见气短而无其他不适者，少量服用人参、西洋参，每日用人参 1~2g 或西洋参 3~5g，代茶饮，参渣可食。冬用人参，夏用西洋参，临床效佳。

7. 慢性心脏病人当病情稳定后，可用金匮肾气丸治疗，常收良效。因肾阳得充，心阳得助，肾水得滋，肾水上荣心脉则心火不亢，水火相济则阴平阳秘。

8. 延胡索辛散温通，有活血行气、止痛之功，其止痛效果显著，对冠心病心绞痛有较好止痛效果。笔者在临床实践中发现，延胡索有良好的镇静安眠效果，疗效优于炒酸枣仁。《本草纲目》谓其"能行血中气滞，气中血滞，故专治一身上下诸痛，用之中的，妙不可言。"

9. 羌活善行气分，入络通经，有温络通脉而畅达胸中气机、活血止痛的作用，可用于冠心病心绞痛的治疗。

10. 冠心病心绞痛的治疗，畅达气机之药不可少，柴胡、香附、佛手可用；养心活血通络药物可择丹参、当归、白芍、黄芪、茯苓、夜交藤、橘络等，心神调、气血通、心脉养而收效。

11. 治冠心病不可一味活血通脉，一定要全身调治方能收良效。脏腑和谐疗效显著。冠心病患者兼见便秘、舌质暗红、脉涩者可用桃红四物汤加人参、大黄，可收便通脉畅之功效。

12.胸痹三药：瓜蒌皮、薤白、三七粉。瓜蒌皮有宽中利气、清热化痰之功；薤白宽胸利气、通阳散结，为治胸痹之要药；三七有通经活络之力，能通能补，其特点为止血不留瘀、活血不出血，为活血药中佳品。三药合用温阳通脉、宽胸理气、活血化瘀，能很好地改善胸痹患者的胸闷、胸痛症状。

13.治疗胸痹时补心气可取黄芪与薤白，补心阴可选麦冬与赤芍，结合辨证常收显效。

14.老年胸痛多与情志因素有关，可用香附、丹参、降香、丝瓜络、橘络，有良效。

15.治疗胸痛可在应证药物中加入青葱管(鲜葱叶)3~5茎，其辛香中空，能通气宣发，可作引经药，这是叶天士的用药经验。

16.临证对胸脘懑胀、胸闷、胸痛之人，若在应证药物中加入桔梗、枳壳二药有调整肝肺气机之功。

17.薤白、枳壳、苦杏仁、桔梗、炙枇杷叶、紫菀，诸药相伍可用于胸闷不食、便结气滞，临证屡用屡验，且价廉。

18.冠心病人伴有低血压者，可用生脉散加黄芪煎汤冲服三七粉3g，常服有效。三七粉有活血止血、定痛之功，尚有滋补之力，效甚佳；三七粉能控制心绞痛，作用持久而且不良反应较少；三七粉对心率有双向调节作用，心率快的病人可逐渐降低心率，心率慢的病人可逐渐提高心率。

19.中西医公认既符合中医理论又符合药理研究成果治疗冠心病的药物为：丹参、川芎、黄芪、赤芍、红花、当归、党参、瓜蒌、薤白，以上药物对冠心病的改善与治疗均有明显疗效，对心绞痛的治疗行之有效，临床应用广泛，结合辨证论治选药疗效更佳。

20.冠心病心绞痛的主要病机为胸阳不振、气滞血瘀和心脉失畅，可用益气强心之生脉散，配温通胸阳之瓜蒌皮、桂枝，加活血化瘀、行气活血之丹参、红花、赤芍、川芎、莪术，诸药相伍，可收良效。

21.冠心病属气虚痰浊痹络者，可用小柴胡汤合温胆汤加合欢皮、太子参、丹参治之，可收宣畅三焦、运转气机、清热化痰、调和阴阳、调畅气血、和胃涤痰、开胸利膈之功效。

22.冠心病心绞痛可用丹参饮治疗。丹参饮中丹参为主药，用量宜重，常用量为 15~30g，取其活血化瘀之功；檀香温阳理气，善治心腹诸痛证；砂仁温胃畅达中焦气机，可消散胸中之郁闷。临证一定要遵循辨证论治之法，药随证变，方随证改，以求良效。

23.对无症状不典型的老年冠心病患者，可选麝香保心丸，该药为纯中药制剂，临床验证疗效可靠，长期服用未发现不良反应。本药对冠心病患者既可治疗又能预防，治疗量为每次 2 粒，日 3 次；预防量为每晚服 1 粒，日 1 次。服用本药起效快，药后症状就有所减轻，疗效明显。麝香保心丸系芳香温通药物，能改善心肌的供血和供氧、缓解临床症状，是治疗老年冠心病的有效药物。

24.冠心病心绞痛属中医"胸痹"范畴，为心脉瘀阻所致。中医认为心与胃经相通，心病可累及胃，胃病可连于心，胃气不降则胸阳痹阻。本病的治疗以活血化瘀为主。病初，若见大便不通，需先通泄腑气，浊气下行胸阳即展；若脘痞不舒，调和脾胃则心脉充。常用处方：瓜蒌皮 15g、瓜蒌仁 15g、薤白 10g、丹参 30g、炒莱菔子 20g、大黄 9g、降香 10g、地龙 15g，水煎 2 次，和匀分 2 次服，连服 1~3 剂，大便通后停服，原方去大黄加赤芍 10g、桃仁 9g、红花 15g，再服数剂善后。若脘痞，用痞满五药治疗。

25. 冠心病患者发病多突然，符合中医"风善行数变"之特点，遣方用药在辨证论治的基础上，适当选加祛风药，常收奇效。常选药物有羌活、防风、白芷，亦可加血中气药川芎、延胡索，取"血行风自灭"之意。

26. 临证治疗冠心病时要结合四季气候加减应季药物，以增加疗效达治未病的目的。如春季加用菊花、桑叶等发散药物，以助邪气的发散；夏季易夹杂湿邪，则加用藿香、佩兰等芳香化湿之品，以助体内湿气的化解；秋季则加用麦冬、天冬、石斛等滋阴之品，以防秋燥伤阴；冬不藏精，春必病温，在冬季则可适当加用人参、西洋参、枸杞子、太子参等温补之品，以防寒邪伤及人体阳气。

27. 临证凡遇冠心病患者兼见骨质疏松者，可取中医整体疗法进行辨治，取益气壮骨活血法调治，常收良效。选用药物有黄芪、丹参、鸡血藤、骨碎补、菟丝子、鹿角霜、山药、女贞子、枸杞子、龙骨、牡蛎、续断、山茱萸、炒杜仲、莲子等。

28. 胸痹的治疗，一定要明确以下观点，胸痹病位在心，

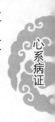

为本虚标实之证。心阳不足是病之本，气滞血瘀、痰浊寒凝为病之标。临证遣方用药以温阳益心为治本之法，行气活血、祛痰则为权宜之计。在胸痹的治疗上由始至终要把心阳不足放在首位，把五脏和谐作为辨证用药的整体思路，做到补心治本、五脏和谐、祛邪治标、畅达心脉而胸痹除矣。

29. 治疗胸痹可从中焦脾胃入手，收效可靠。气虚不运者健脾胃补中气，中气足则宗气旺；血虚不荣者，调补脾胃，脾健则营血自生；湿阻中焦者，健脾化湿，湿祛则胸阳舒展；痰阻脉络者，健脾化痰，痰消则血脉畅通；阳虚有寒者，温中散寒，寒散则阳气布散，营血畅达；兼有瘀血者视病情选用活血化瘀药或调整活血化瘀药的比重。只要遵循辨证论治的原则，中医治疗胸痹疗效是可靠的。

30. 临证治疗胸痹心水属气虚劳损者，可用仙鹤草益气强心利水，止血于脉外，促血归经；黄芪补元气、益心气、养肺气、健脾气，有利于通和心脉，输布肺气，脾运水湿；二药相伍疗效更佳。临证治胸痹心水常用药物有：仙鹤草、黄芪、丹参、泽泻、紫菀、川椒目、葶苈子、白茅根、地龙、香附、牛蒡子、沙参、荆芥、苦杏仁、郁李仁。

31. 老年人胸痹可用薤白配苦杏仁治疗，取二药暖肺行痹之效。此为名医施今墨经验，验之确有效。

32. 临证治疗胸痹心衰水气凌心，可用经方真武汤加味，可收温肾健脾、利水宁心之效。附子大热过于温燥，加之北方干燥，应用扶阳之剂不可不慎，若用鹿角霜代附子常收佳效，鹿角霜温而不燥，通阳壮督，助利水气。临证常选药物有黄芪、黄精、鹿角霜、桂枝、茯苓、白术、泽泻、桔梗、葶苈子、川芎、石韦、车前草、仙鹤草。

33. 治胸痹之目的在于通血脉。心主血脉，气血以流通为贵，临床要牢记以通为补、以通为顺之要旨。正气虚者，扶助正气则血脉通顺也，阳虚者桂、附、麻黄、干姜、淫羊藿可选；阴虚者白芍、麦冬、玉竹、石斛可选；痰浊阴滞心阳不振者，可用瓜蒌、薤白、清半夏、陈皮诸药治疗；瘀血阻络、心脉不通者，可用桃仁、红花、赤芍、鸡血藤、地龙、水蛭治疗；寒凝心脉络脉不通者，可用桂枝、制附子、麻黄、细辛、人参，诸药可发挥温通血脉的作用；若为心肝气滞，可用丹参饮、柴胡剂合方治疗。临证要抓住一个"通"字，或补之，或泻之或补泻同用，随证治之均收良效。

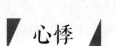

心悸

1. 临证治疗心悸可从补益宗气入手，取健脾气、补肺气、宣肺气、养肺阴法，常收佳效。调治肺脾是治疗心悸的关键，常选方药为升陷汤合黄芪生脉散加玉竹、茯苓、葶苈子、生地黄、炙甘草。

2. 临证凡遇心律不齐的患者，若数年遍尝中西药而症时轻时重者，可用仲景炙甘草汤原方，方中炙甘草、桂枝均用15~20g，再加入白头翁30g，坚持服用10~20剂，可使症状缓解或消失，以后可守原方续服数月以巩固疗效。

3. 临证凡见心悸怔忡、肢节不温、面白形寒、脉沉迟者，可用补阳还五汤加淫羊藿、桂枝治疗，常收良效。

4. 临证治疗心悸可从调脾胃以和调五脏入手，虚则补气养血、滋阴温阳，实则祛痰化饮、清火活血。总则为调脾胃、促运化、和五脏、畅气机，常选方剂有夜交藤预知子汤、升陷汤、逍遥散、酸枣仁汤、炙甘草汤、四君子汤、左归丸、温胆汤，随证加减可收良效。

5. 治疗心悸时可少佐川芎3~6g、石韦6~9g，既可引药入心经，又可使郁热从尿而泻，上下兼顾，补中有降，调畅气机而收良效。

6. 治疗心悸受惊即作、烦躁不宁、便干尿黄，证属胆火扰心者，可用温胆汤合甘麦大枣汤加黄连6~9g，有良效。

7. 子时或午时心悸，可用小柴胡汤加茯苓30~60g治疗，有佳效。其理在于疏达气机、交通阴阳而达定悸之目的。

8. 炙甘草与茯苓相配伍可治疗心气不足之心悸，诸药共奏宁心定悸之功。茯苓与炙甘草等量应用，可免水钠潴留（水肿）之忧。

9. 制附子、仙茅、淫羊藿、桂枝四药相伍可温通十二经脉，能振奋心肾之阳气，再配白头翁疏达肝气、定心悸、除早搏（即期前收缩），可治窦性心动过缓、心律不齐之心悸诸证。

10. 临床证实，生脉散配伍白头翁、苦参，对室性早搏及快速心律失常有效。常用方药为：人参 9~15g、麦冬 10~20g、五味子 3~6g、苦参 3~6g、白头翁 20~30g，诸药相伍有良好的抗心律失常的作用。

11. 炙甘草与人参相伍有大补元气之殊功，既可温阳益阴，又可强心定悸。若与白头翁同用善治气血不足、心络不畅之心律不齐。

12. 各种心脏病患者若见心动应衣（衣外可看到心前区跳动），中医认为此为肾阴不能上济于心、心火亢盛所致，可用金匮肾气丸滋补肾之阴阳，其证可愈。

13. 人发怒后出现心动过速，可用焦山楂 20g 代茶饮，有一定的治疗作用。

14. 心动过缓证属寒凝、痰瘀阻络、心阳不振者，可用阳和汤治疗，常收佳效。阳和汤有温阳补血、宣通血脉、散寒祛痰之功。

15. 心动过缓可在应证药物中加入炙麻黄 6~10g、熟地黄 20~30g，二药可增快心率，无明显不良反应，疗效可靠；若见下肢冷痛，在辨证的基础上加淫羊藿 30g，亦效。

心衰

1. 慢性心力衰竭属中医"胸痹""心悸""水肿"范畴，病机多为气虚血瘀，证候特点是气血同病，临证遣方用药自始至终要考虑气血的协调，可选当归补血汤治疗，结合辨证可收佳效。当归补血活血，且补而不滞；黄芪补气升阳、益气固表、利水消肿。

2. 中医认为健脾能养心，益心可助脾，正如张景岳所谓："善治脾者，能调五脏。"临证治慢性心衰用运脾转枢法，常收良效。常用方剂为六君子汤合五苓散，或用当归芍药散合茯苓桂枝白术甘草汤加减，同时根据病人情况随证加减。

3. 中医认为心衰的根本原因离不开寒、痰饮、瘀血，即心阳虚损导致痰饮、瘀血等继发性病因的产生，因而心阳虚衰是慢性心衰产生的关键所在，而治疗的关键在于肾阳是心阳之根本。

4. 临证凡见心衰属水饮凌心者，可在应证方药中加炒葶苈子泻肺利水、强心利尿、清肺（水）之上源；车前草利尿泄浊，引邪自小便出，泻水之下源；二药相伍能通调水道、调畅三焦。

5. 临证对于慢性心衰病人要运用中医整体观念进行综合调治，以控制病情，尤其不可一味治病而忽视脾胃功能的调理，脾胃功能正常可防止病情复发而带病延年。病人平时可以适当锻炼身体，但不可过劳，"劳则气耗"，锻炼身体要适量、适度，不论何项运动均以身微热、小汗出为度，若出现肢体酸痛即提示运动过量了。患者要选择适合自己的锻炼方式进行运动，以促进气血流通、增强抗病能力，而且能锻炼心脏，提高心脏储备力，起到"治本"作用。

6. 心衰在常规治疗时，不要忽视温补肾阳，要重视心肾阳气的顾护和调养，在辨证的基础上有选择地选用温补心肾之品，常收佳效，特别是对提高患者生活质量有很大帮助。

7. 临证凡遇重症心衰、神气涣散、元气欲脱之人，在西医抢救时可配合中医疗法，可取红参20g、山茱萸60g浓煎取汁，少量频频喂服，每日可服数剂，不必拘泥，直至病情缓解。方中红参大补元气、复脉固脱，山茱萸收敛固脱、抗休克。

8. 临床上对心阳不振者，轻者用桂枝甘草汤；重者选桂枝加附子汤；阳虚夹饮者用茯苓桂枝白术甘草汤，阳虚重加附子；肾寒水气凌心者用真武汤；阳虚寒凝者用麻黄附子细辛汤。

▶ 不寐 ◀

1. 夜交藤、桑椹、制何首乌、枸杞子、炒酸枣仁，诸药合用有补肾养心、养血安神之功效，对老年人失眠有调养之功，现代药理研究证实，以上诸药有明显的镇静安眠作用，与临床实践经验相符。

2. 温胆汤加柴胡、黄芩、延胡索可治痰热内扰型不寐症。本方治疗失眠伴有头身沉重、胸闷脘痞、口苦、目眩、心烦、舌苔腻、脉滑数者。

3. 气郁痰结，郁而化热，扰动心神，阴阳失调则人难以入寐，此为失眠之主要病机。临证常以温胆汤加减而效。温胆汤应用指征为恶心、口苦、惊恐、咽喉不利、脉弦或脉滑。不寐重，周身不适不可名状者加白芍、延胡索、炙麻黄，噩梦纷纭难以安眠者加夜交藤、合欢皮、炒酸枣仁，脘部痞满苔腻者加白术、苍术、厚朴，彻夜不寐加龙骨、牡蛎、磁石，郁闷不欢、胁肋胀者合逍遥散，梦中常与故人见面者可加鬼针草、虎杖，心烦不宁者加栀子、黄连。

4. 补中益气汤加仙鹤草、乌药可治疗以疲倦无力为主的亚健康患者，常收可靠疗效。对亚健康患者脾胃气虚型失眠亦有明显改善作用。

5. 五积散可用于胃脘不适、嗳气、腹胀、头晕、头痛、白天困倦夜间失眠者。

6. 夜尿多影响失眠者，可取炒酸枣仁 6g、龙眼肉 6g、芡实 6g、金樱子 10g、覆盆子 10g、白果 3g，煎水代茶饮，此饮只在白天饮用，晚上不再饮用。此饮对减少夜尿、改善睡眠有帮助。

7. 对于长期失眠病人可从胆胃不和、痰热内扰辨证，取《六因条辨》之黄连温胆汤治疗，常收良效，此方即温胆汤加黄连，其功效为清化痰热、和胃利胆，诸药配伍重在恢复胆胃的正常生理功能，从而达胃气和、夜寐安之目的，验之于临床收效较好。

8.临证对于失眠证属肝郁化火、心神不宁者，取丹栀逍遥散加珍珠母、紫贝齿、夜交藤、合欢皮治之收效好。此型病人以不能获得正常睡眠为特征，每周至少3次可见不易入睡、睡眠浅、易惊醒、早醒多梦、易醒且醒后不易入睡等症状，常伴有烦躁易怒、口渴喜饮、目赤、口苦、尿黄、便干，舌质红苔黄，脉弦数，症状持续1月以上，口苦心烦明显合小量三黄（黄连、黄芩、黄柏）。

9.临证对于精神亢奋或兴奋所致的失眠，取生地黄60g、玄参30g、炒白芍30g、黄芪6g、升麻3g，治之效果较好。

10.治失眠可用熟地黄30g、肉桂3g，水煎2次留汁300ml，待太阳落山时顿服，有良效，可参考。本方对电脑族少寐效果最好。

11.归脾汤为治疗心脾两虚之良方，其方出自宋代严用和《济生方》，因疗效好为医家所推荐和使用。全方气血双补，方药组合重在补气，意在生血，心脾同养，重在治脾；理气醒脾，补而不滞。临证凡见各种失眠属心脾两虚、心神不宁者，加减用之皆收良效。

12.中医称失眠为"少寐""不寐"，有"虚劳虚烦不得眠""胃不和卧不安"之说。引起失眠的原因很多，当下社会心态浮躁，较之以往更为复杂。失眠主要病因可归为情志所伤、饮食不节、起居不顺天时，以及禀赋不足、心虚胆怯；病机以虚证为多，虚者多因五脏失和、心肝脾肺肾阴血不足，实证多为肝郁化火、胆热扰心或痰热内扰、瘀血阻络、清窍失荣；在一定条件下虚实常相互转变，也有部分患者症状复杂，虚实兼杂。治疗失眠要"情疗"（即话疗、心疗）、食疗、药疗并用，情志开导相当重要，精气神足，情志舒畅则眠常自安。治病先治心，心静阴阳和，阴阳平衡则寐宁矣。对抑郁症、焦虑症所致睡眠障碍可中西药配合增加疗效，缩短疗程，减少西药用量和不良反应。

13.治顽固性失眠的病人，夜失眠、昼疲倦、腹中常有气上冲者，用乌梅丸加延胡索收效。

14.夜交藤、合欢皮、徐长卿三药善治失眠噩梦，有奇效。若合甘麦大枣汤可治妇人脏躁。

15.间断性失眠临证多责之瘀血,症见夜寐梦多、间断不寐、寐中易惊醒，伴头痛、目眩、健忘或胸闷、心悸，舌紫黯有瘀斑、舌下络脉青紫，用血府逐瘀汤治之多效。

16.心慌胆怯、虚烦忧郁、健忘失眠者，除烦降火、舒郁安神为治，酸枣仁汤加太子参、合欢皮有效验。

17.治疗失眠可用夜交藤预知子汤（夜交藤、预知子、合欢花、炒栀子、连翘）加生地黄、麦冬养阴清热之品可收效。若见口苦心烦可加夏枯草、龙胆草、黄连；若夜寐惊恐可加虎杖、鬼针草；若痰热内扰心神不宁可合温胆汤；若肝郁化火者加牡丹皮、郁金。

18.治失眠不可专治心，而从肝胆调治，常收效明显。正如清代周学海《读医随笔》说："凡脏腑十二经之气化，皆必藉肝胆之气化以鼓舞之，始能调畅而不病。"临证可取逍遥散合酸枣仁汤加乌药、百合、夜交藤、合欢皮。

19. 临证凡遇失眠、小儿夜啼、妇人情绪不稳时常悲伤欲哭或病后心神不宁者，均可从调治心脾入手，取甘麦大枣汤治之，常收良效。

20. 临床上治疗不寐可从心、肝二脏入手，常收佳效。中医认为，肝为心之母，若肝不藏血，血行不利，则心失濡养而失眠；若肝气郁结，郁而化热，热扰心神，也可致失眠。临床可用酸枣仁汤加延胡索、夏枯草、清半夏治疗失眠，常收佳效。其中两组药物不可少，酸枣仁、知母心肝同治，益肝血、养心阴、清热除烦而助寐；清半夏、夏枯草寒温并用，泻肝火、和胃气、调肝胆、阴阳相合、肝魂内守而安眠也。

21. 对失眠症凡属精神亢奋，彻夜少寝，情志不舒，烦躁不安者；或肝阳上亢，痰热扰心，血压偏高兼见失眠者；可在应证药物中加入夏枯草 10~15g、半夏 10~15g，有良好的安眠作用，取二药交通阴阳而收改善睡眠之功。

22. 中医认为夜半失眠是阴阳不相顺接、阳不能按时入于阴所致，可用小柴胡汤加夏枯草治疗，有效。

23. 失眠病人若兼见便秘者，可在应证药物中加入少量大黄，泻热和胃以安眠，常收佳效。

24. 顽固性失眠为临床常见病，往往医者束手，患者苦闷。其证虚实夹杂，标实本虚；多以痰热扰心兼心阴耗伤之候出现。

因久治不效，中西药并进，体内阴阳失调，脾胃受累，湿滞痰阻，痰郁化火，更使不寐加重。治以清痰热、养心神、调气血、和阴阳。方用温胆汤加炒酸枣仁、川芎、石菖蒲、远志、太子参、五味子、虎杖、苍术、夏枯草，服药时加炒小麦粉1汤匙搅匀后服。服药时间以傍晚和睡前为佳，这样既可顺自然界之阴阳，又可使汤药发挥作用更速。

25. 炒酸枣仁、延胡索、丹参可治顽固性失眠，三药有镇静催眠、养血安神之功。

26. 温胆汤加石菖蒲、远志、合欢皮、夜交藤可用于失眠病人对安定类药物依赖者。

27. 肩背痛伴夜半失眠方：夏枯草10g、柴胡12g、黄芩9g、党参10g、炒白芍60g、炙甘草15g、茯苓15g、姜黄6g、桑枝30g、当归10g、丝瓜络30g、羌活6g，水煎服，日1剂。

28. 夜间失眠心烦汗出者，可用浮小麦、莲子、延胡索合用，可收宁神止汗之效。

29. 失眠多年诸药少效，舌暗、脉涩者，可用血府逐瘀汤加丹参、夜交藤，治之常收佳效，此遵叶天士"久病入络"之旨也。

30. 中老年人失眠的主要原因是肝木偏旺，如伴情志不悦，肝郁则木更旺；肝气犯胃则胃不和卧不安。治疗时宜抑木和胃，抑木则胃自和，和胃则木自达，方用疏肝和胃之剂。常用方药：柴胡12g、炒白芍15g、枳壳10g、炙甘草6g、龙骨20g、牡蛎 20g、百合 15g、紫苏叶 10g、佛手 10g、生麦芽 20g、延胡索 20g、炒酸枣仁 9g，服之即效。

31.临床凡见焦躁不宁、失眠多梦、心悸多汗者，可用黄连、肉桂、珍珠母、制何首乌、延胡索，诸药合用可收通心肾、镇心神、除烦躁、安魂魄之殊功。

32.夜间失眠噩梦纷纭，伴胁肋不适者，可用夜交藤预知子汤合当归芍药散加鬼箭羽、鬼针草治之，常收奇效，屡试屡验。

33.黄连解毒汤为治实热之汤剂，临床上各药用 1~3g，可治疗颜面红赤、焦躁不宁、心悸少寝。特别是失眠、夜间头脑清醒难以入寐、头昏眼花、心烦烘热者均可加减用之，常收良效。

34.临证对于顽固性不寐，临床服药后疗效不著，若伴有心烦、舌质暗、舌有瘀点、舌下络脉青紫者，可遵古训"顽痰多瘀血"之旨治疗，择血府逐瘀汤加延胡索、炒酸枣仁、炙麻黄治疗。

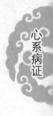

▌ 其他 ▐

肺心病

1.临床对肺心病合并慢性心力衰竭者，可用小青龙汤去麻黄合茯苓桂枝白术甘草汤治疗。若寒饮化热者再加生石膏；若喘息不能平卧者可加葶苈子、地龙、海螵蛸；若肺脾虚、肺卫不固者合玉屏风散治疗；疗效可靠，临证可参考。

2.桂枝配甘草补益心气、温阳通肺，临床上素体心阳不足、感受风寒或误用汗法，汗多而心阳受损，以致心悸者可选二药；肺心病、风心病出现心衰者，可以二药为主加味治疗，常收良效。

3.肺心病心衰可在应证药物中加入葶苈子10~30g，连用5~10天可见效。葶苈子强心利尿治心衰，无不良反应，医者可视病情应用。本药为治标之品，临证要辨证论治，把益气、温阳、利水、化瘀诸法相结合应用，标本兼顾，常收良效。心衰症状纠正则停服本药，不可过尔。

4.肺心病可用血府逐瘀汤合生脉散治疗，常收佳效。血府逐瘀汤活血不伤正、养血不助邪、气血并活、升中有降以治标；生脉散气阴双补，可收敛心肺之气以治本。临床加清热化痰之品效更好，桔梗、苦杏仁、枳壳合用调畅气机、疏利肺气。

风心病

1.风心病心力衰竭见胸闷、动则气喘、下肢水肿或不肿、舌淡苔腻、脉沉紧或沉弦者，可用五苓散合茯苓桂枝白术甘草汤治之。乏力、气短明显者，加黄芪20g、党参10g、麦冬20g、五味子10g。

2.紫石英、远志相伍可收镇静平喘、祛痰止咳、交通心肾之效，风心病喘息可用。

3.治风心病可选夜交藤、黄芪、防己三药加入应证方药中，有效，可参考。

4.玉竹重用20~30g可育阴通脉，善治中风后期气阴亏虚，服他药少效者。玉竹30g能缓解心悸怔忡，对风心病心衰有殊功。

5.风湿性心脏病方：黄芪15g、白术9g、茯苓30g、防己15g、玉竹6g、秦艽15g、葛根20g、苦杏仁6g、炮姜3g、大枣4枚，水煎服，日1剂。

动脉硬化

1.防治动脉硬化方：精气同补，阴阳双调，可选黄芪、熟地黄、制何首乌、补骨脂、焦山楂、陈皮组方。诸药可作为防治动脉硬化之方，常服、久服可收效。方中补骨脂温肾阳，有少火生气之寓意。

2.治疗脑动脉硬化所致眩晕，用眩晕五药（葛根、川芎、龙骨、炒酸枣仁、丹参）验之多效，其中葛根可重用30~40g，功效为鼓舞清阳之气上行至脑、镇惊安魄、养心益肝、推陈致新。现代药理证实，该组药物能改善脑循环，增加脑部供血。

3.高血压动脉硬化可取海藻30g、莪术6g、夏枯草10g、罗布麻叶10g、鬼针草15g，诸药组方水煎常服，效果可靠。

4.颈动脉粥样硬化斑块的治疗原则为益气活血、化痰散结。

临证可选下列药物进行防治，有一定作用，常选药物有红参、黄芪、三七、郁金、枸杞子、绞股蓝、川芎、丹参、香附、虎杖、土鳖虫、山楂等。

5. 郁金、枳实、瓜蒌、大黄四药合用能减轻动脉内膜斑块的形成及脂质沉积，配合麝香保心丸可保护心脑血管内膜，久服疗效可靠。

6. 对动脉粥样硬化所致动脉内膜斑块可从中医"瘀血"论治，从补肾活血入手，可取淫羊藿、川芎、天麻、水蛭、姜黄、丹参、三七、鸡血藤、制何首乌，组方治之。

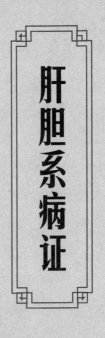

肝胆系病证

▌肝病 ▌

慢性肝病

1.治慢性肝病，可根据病情按三焦用药，常可提高疗效。气滞上焦见胸闷者可用紫苏梗，气滞中焦见脘满纳呆者可用枳实、厚朴、炒莱菔子，气滞下焦见少腹胀满不适者可用青皮、乌药、降香。治肝病，柴胡不可重用，以 3~6g 为宜。用柴胡配当归、白芍、枸杞子可防其暗劫肝阴。

2.治疗慢性肝病，柔肝为重要治法。所谓柔肝即在养肝体的基础上注意和肝用，此举可使郁滞得疏、横逆得缓。临证常选药物有当归、炒白芍、枸杞子、柏子仁、炒酸枣仁、郁李仁、玄参、合欢皮等。柔肝的具体应用即叶大士治肝三法"辛散以理肝，酸泄以润肝，甘缓以益肝"。

3.治疗慢性肝病，不能一味用清热解毒、化湿之品（即人们常说的抗病毒之药），应以扶助正气为主，选黄芪、茯苓、白术、苍术、墨旱莲、蒲公英、丹参、虎杖等组方常收良效。

4.慢性肝病可取许玉山的健肝汤（柴胡、瓜蒌、焦山楂、炒白芍、炒栀子、红花）方加白术、苍术、茯苓、丹参组方，长期调理常收较好疗效。此方符合"见肝之病，知肝传脾，当先实脾"

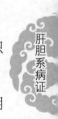

肝胆系病证

之古训。

5.对慢性肝损伤调理可用益气柔肝和脾方：生地黄 15g、党参 10g、何首乌 10g、枸杞子 10g、炒白术 10g、炒白芍 12g、黄芪 15g、茯苓 10g、佛手 6g、陈皮 6g、砂仁 6g、太子参 15g、垂盆草 20g、虎杖 20g、醋鳖甲 15g，水煎服，日 1 剂，随证加减，3 个月为一疗程，坚持服药收效好。

6.慢性肝病又兼见牙龈出血者，可用枸杞子 20~30g 煎汤代茶，连服 1 周即效，临床症状亦随之改善。

7.治慢性肝病重在扶正治脾，可用补中益气汤加丹参、垂盆草、虎杖治疗。

8.中医前贤有"肝与大肠相通，肝病宜疏大肠"之谓。此论与临床实际相符，但见慢性肝病有热毒瘀阻者必用大黄荡之，以助当归、丹参、赤芍等诸药活血消瘀，协用白花蛇舌草、半枝莲、虎杖等清热解毒。

用药经验

1.临床对于肝病患者出现肝病传脾者，症见胃脘部隐隐作痛、便干不爽、口干、纳差乏力、有时反酸，可依据中医肝体阴而用阳之理，临床可从柔肝体、抑肝用入手治疗。处方可用一贯煎加炒白芍、甘草、刺蒺藜、丹参、生麦芽、玫瑰花、预知子、败酱草、砂仁、陈皮，长期服用常收良效。

2.肝为多血之脏，内藏丰富血液可调节全身血量。临证取柴胡、郁金、香附、枳壳、桃仁、丹参可改善肝脏血液循环，保护肝脏功能。

3.临证对于药物性肝损伤患者可取垂盆草20g、芦荟（另冲）3g、刺蒺藜15g、丹参30g、枳壳15g、大枣6枚，水煎服，日1剂，连用20~30剂可收良效。本方针对湿毒蕴结而设，可使湿毒清、肝气舒、脾胃和，并能在短期内恢复肝功能。

4.肝脾肿大药组：丹参30g、三棱10g、莪术10g、黄芪40g，四药相伍扶正祛邪，久服有效。

5.湿热毒邪侵犯肝胆者，在应证方药中首选大黄、茵陈、虎杖、蒲公英，可收疏肝利胆退黄、凉血泄浊、化瘀活血之功。

6.临证表明，垂盆草、虎杖、白花蛇舌草、清半夏合用有利肝降酶的作用，与健肝汤合用效佳。栀子与大黄相伍可去血分结热，不可不知。临证应用两药常收下瘀血、行瘀热之殊功，急性肝胆病兼见发热者尤宜。

7.枸杞子与当归相伍可补肝血、养肝体、和肝用，有良好的养肝护肝之功，用于慢性药物性肝损伤。

8.柴胡与白芍相伍气血双调、刚柔相济，有疏表达邪之殊功，现代临床证实对肝损伤有保护作用。

9.临证凡遇肝胆疾患，胆红素数值偏高者可在应证药物中加入茵陈、赤芍。茵陈可用30~60g、赤芍可用15~40g，二药相伍可收佳效。

10.健肝汤对单纯转氨酶升高者有佳效。临证凡见转氨酶偏高而无明显症状者，可在应证药中加入败酱草、垂盆草、丹参，能促进肝细胞再生，防止肝硬化。

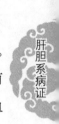

11. 肝病转氨酶偏高，服诸药效果不明显时，即可选用健肝汤加明矾 3g，服药数周即可降低转氨酶，明矾解毒、降浊之功甚宏，但不可久用，转氨酶正常后即停服。

12. 墨旱莲凉血解毒，不助湿，为治肝病之佳品，有保肝解毒之功效。本药对阴雨天加重之病症有极强的亲和力，用之可吸湿气而减轻症状。若墨旱莲与马齿苋合用效果更显著，笔者在临证凡遇阴雨变天时，或因天气变化而症状加重之病症，将二药加入应证方药中常收奇效。其奥秘值得玩味。

肝炎

慢性肝炎

1. 慢性病毒性肝炎病机主要在湿毒内蕴，导致肝胆功能失常，肝胆同治可使湿毒清、郁热散、肝阴补而诸症消失，常选药物为大黄、郁金、茵陈、虎杖、泽兰、厚朴、土茯苓、白芍、丹参、刺蒺藜、乌梅、太子参。方中大黄活血降浊，刺蒺藜、郁金疏肝理气，茵陈、虎杖清热利湿，丹参、泽兰化瘀行水，厚朴、土茯苓健脾胃化湿浊，白芍、太子参育阴养血柔肝，乌梅养肝生津。待湿毒去后可用健肝汤调理以善后，常收佳效。

2. 临证对慢性肝炎、早期肝硬化的治疗可用《圣济总录》柴胡鳖甲汤治疗，可收良效。柴胡鳖甲汤药物组成：柴胡 6g，生鳖甲（打碎先煎）、茯苓、黄芩、知母、桑白皮各 10g，甘草 3g，生姜 2 片，本方有清热养阴、护肝和脾之功效。临证可以此方为主随证加减。现代药理研究表明，该方具有较强的免疫调节、抗肝损害及抗肝纤维化的作用。慢性肝病的调治，要嘱病人耐心服药，每 3 个月复查 1 次肝功能为宜。

3. 慢性肝炎、肝硬化偏方：半枝莲 30g、丹参 30g、赤芍 20g、醋鳖甲 20g、莪术 10g、刺蒺藜 10g、虎杖 20g，共为细末，炼蜜为丸，每次 6g，日服 3 次，连用 2~3 个月。

4. 慢性肝炎病人在辨证用药的同时，可适量加入丹参、赤芍、郁金，取诸药活血化瘀、疏肝理气之功，可改善肝代谢、防止肝纤维化，若加枸杞则效更佳。

5. 对慢性肝炎或药物性肝损伤造成的谷丙转氨酶偏高或长期不降者，成功的经验就是健肝汤加减，或结合辨证用药疗效更好，偏于湿邪重者加虎杖、垂盆草治疗，偏热重者可加龙胆草、蒲公英治疗，偏于阴虚者加枸杞子、女贞子治之，偏于气虚者加太子参、五味子治疗，若虚实阴阳兼夹者虎杖、龙胆草、枸杞子、五味子四药同用。

6. 已故名医胡东樵老先生有治慢性肝炎方，可供参考。处方由紫参 10~15g、白蔹 10~15g、茜草 15~30g、豨莶草 15~30g 组成，临证可以此方为主，随证加减可收良效。

7. 国医大师朱良春老中医依据其师章次公先生经验，创制复肝散用于治疗慢性肝炎及早期肝硬化，获得良好效果。复肝散有缩小肝囊肿、改善肝质、恢复肝功、增食欲之功。临床证实本方有升高血浆蛋白数量、纠正血球蛋白倒置之功。处方如下：太子参30g、鸡内金24g、紫河车18g、姜黄18g、炙土鳖虫18g、广郁金18g、三七参15g，共为细末，每次3g，日2次。

急性肝炎

1.治疗急性病毒性肝炎可用茵陈蒿汤加白花蛇舌草、金钱草、益母草治疗，有良好的疗效。

2.急性肝炎阳黄者可用茵陈萹蓄汤加苦参、虎杖、郁金、赤芍等。

3.大黄为急性黄疸型肝炎必选之品。本品有抗毒抗菌、清除肝细胞炎症和胆汁瘀积、降低转氨酶等作用，有推陈致新、护肝利胆之功。

4.治疗急性黄疸肝炎，可用茵陈蒿汤加味。取栀子、大黄通泻三焦实火；大黄通腑泄热，泻下次数控制在2~4次为宜，通过利胆，湿热壅阻迅速解除，故退黄效果好。临床效方如下：茵陈20g、炒栀子10g、生大黄6~20g、垂盆草20g、金钱草60g、郁金15g、丹参30g、当归10g、泽泻15g、车前草10g、橘叶10g，水煎服，日1剂，一般10~20剂即收良效。若见恶心厌油腻加豆蔻、藿香、佩兰，若见发热者加蒲公英30g、青蒿30g以退热。

5.急性黄疸型肝炎效方：本方流传于唐山地区，中西医均承认有效。药物组成：柴胡 9g、黄芩 9g、清半夏 9g、生甘草 6g、白芍 9g、大黄 9g、枳实 9g、茵陈 20g、黄柏 6g、栀子 9g、车前子 9g（包），水煎服，日 1 剂。

6. 治疗黄疸型肝炎可在辨证的基础上重用赤芍 30g，对消退黄疸很有作用。茵陈的作用在于改善肝脏微循环、回缩肿大的肝脾、祛瘀生新。

7. 黄疸型肝炎病人若素日脾胃虚弱者，应用茵陈蒿汤时可去损伤脾气之大黄，改连翘以清热、川木通以利水，可使湿热有下行之路，同时方中加薏苡仁、太子参效果更理想。

8. 在临床上凡遇黄疸型肝炎，无论急性肝炎、慢性肝炎或肝硬化，只要证属湿热蕴结者，尤其是下焦湿热明显，又有皮肤瘙痒者，均可应证加入苦参 10~15g，可收良效。

用药经验

1. 垂盆草与白芍相伍有护肝、抗肝损伤的作用，慢性肝炎可用之，对肝功能的恢复有良好的调节作用。

2.《闽南本草》谓白花蛇舌草"苦平，无毒"；《广西中草药志》载其"清热解毒，活血利尿"。有人用白花蛇舌草、半枝莲治肝炎，验之有效。笔者治慢性肝炎，常取白花蛇舌草、垂盆草、虎杖、蒲公英合健肝汤治之，有良好疗效，可资参考。

3. 虎杖有良好的降酶作用，与垂盆草、丹参合用可治慢性肝炎。茵陈、益母草、垂盆草、虎杖有改善肝功能之作用，可在辨证的基础上应用。

4.用马齿苋6g、生甘草3g加水3碗，煎取1碗分次服，可预防甲型肝炎。肝炎流行期或接触肝炎者，连服3天。

5.对西医免疫性肝炎（红斑狼疮所致）不能用柴胡者，可重用刺蒺藜代之，即可收到养肝柔肝、护肝强体之作用。

黄疸

1.黄疸多为湿热内蕴、脾胃运化失调、胆汁外溢所致。民间用虎杖、大黄、车前草、白茅根等单方治疗，均有疗效；亦有用蒲公英单方治疗黄疸者。

2.患急性黄疸家中经济较困难者，可用紫花地丁50g、蒲公英50g，代茶饮，鲜品增倍效果更佳，药渣可食，连用10~20天即效。

3.临床对于高胆红素血症（黄疸）可考虑为血分受病，通过活血化瘀而消除黄疸，临床验之有效，可用血府逐瘀汤加虎杖、茵陈、垂盆草治疗。方中诸药共奏活血化瘀、理气保肝、调理肝脾之效，故可使黄疸去，肝脾调而诸症恢复。

4.临证治黄疸属湿热内郁者可用茵陈蒿汤去大黄，加虎杖、连翘、木通治疗，收效甚好，且无伤胃之弊。

5.刘寄奴与豨莶草相伍寒温相佐，气血双调，可解毒散瘀、活血散结，又可退黄降酶，对肝细胞性黄疸可加入应证方药中。

6.茵陈五苓散加金钱草、豨莶草、刘寄奴、车前草可治肝细胞性黄疸，若结合辨证随证加减，收效优于一般治疗。上药若合逍遥散养肝血疏达肝郁，其效更著。茵陈为治黄疸要药，既可发汗使湿热从腠理出，又能利水使热从小便而去。

▌ 肝硬化 ▌

1.治疗肝硬化腹水应以温肾健脾为主，活血散结利水为辅，结合患者体质综合调治常收良效，临证用药多选黄芪、防己、白术、陈皮、大腹皮、桑白皮、泽泻、鸡内金、白茅根、女贞子、枸杞子、淫羊藿、肉苁蓉、虎杖；临证加减：肝结节加用鳖甲、夏枯草、白花蛇舌草、半枝莲等药物，腹胀明显加大腹皮、莱菔子、枳壳，胁胀痛加预知子、橘叶、郁金、青皮、延胡索，夜间痛加当归，胁痛难见效可加赤芍、丹参、鳖甲，小便不利加滑石、通草，下肢肿加泽泻、赤小豆；呕恶加半夏、陈皮、竹茹、紫苏叶、黄连，鼻衄齿衄加枸杞子、藕节、墨旱莲、仙鹤草。临证时尚需注意以下三方面问题：一是鼓胀易伴身肿畏寒、便溏，舌胖质淡，脉象沉细乃阳气虚损之征，可加温阳四药（淫羊藿、巴戟天、桂枝、炮姜），既可增强利水功效，又能振奋五脏阳气，改善全身症状；二是利水见效，务必护阴。不论有无口干当加石斛、沙参，活血化瘀药不可长期使用，以免耗伤正气。

2. 肝硬化腹水因久病湿热留恋，肝肾阴虚，水气内停，故可用滋肾通关法收效。常用滋肾通关丸加味治之，常用知母、黄柏、肉桂清下焦湿热，促膀胱气化；用党参、当归、赤小豆、芍药、枸杞子健脾柔肝，扶正降浊；用商陆、牵牛子、防己、泽兰、茯苓利水，通水道；诸药组方有效。

3. 肝硬化初期方：醋鳖甲 50g、穿山甲 30g、三七 50g、丹参 100g 研粉，每次 2~3g，与乌鸡白凤丸 1 丸同服，3 个月一疗程。方解：醋鳖甲软坚散结，穿山甲通行十二经、散结聚，三七活血化瘀、益气扶正，丹参祛瘀生新、改善微循环。诸药合用可软化血管，改善肝脏代谢，对肝硬化初期有良效。

4. 黄芪、茯苓、丹参、枸杞子有保肝护肝、软肝缩脾、改善肝脏微循环的作用，可用于肝硬化的治疗。

5. 肝硬化腹水、腹胀、二便不利者，可在应证方药中加入制大黄、枳实或桔梗、牵牛子，对消除腹胀满有良效。二药组对消除胀满、通利二便疗效可靠，不必再用利尿药。用药后若见大便溏稀量多，二药用量酌减并加党参、炒白术以顾护脾胃。

6. 泽泻、泽兰、大腹皮三药合用有消肿利水、活血行血的功效，可治疗肝硬化腹水，加入应证方药中效佳。

7. 炒莱菔子、牵牛子相伍有行气除胀、逐水消膨之功，可用于肝硬化腹水治疗。牵牛子可研粉冲服，每日 3~5g 分次冲服，利尿作用明显，除轻度腹泻外，未见其他不良反应。服本药每日大便以 2~3 次为宜，腹水明显消退后即可停服。

乙型肝炎

慢性乙肝

1. 慢性乙肝病人，临床可用小柴胡汤合丹栀逍遥散加秦艽、虎杖、葛根、升麻诸药，常收良效；或用四逆散、二至丸合一贯煎治疗，久服亦效。

2. 临证凡遇乙肝病人久病不愈肝脾肿大、少食腹满、消瘦面黑、肌肤色暗干枯者可服食大黄䗪虫丸，长期服用对改善症状有效，但需注意病人体弱者，可用炒白面打糊服之，共收缓中补虚之功。

3. 临证对慢性乙型病毒性肝炎的治疗，要从湿热内蕴、困阻肝脾病机入手，治疗以清化湿热为主。常选方约为茵陈、栀子、大黄、板蓝根、青蒿、白薇、茯苓、丹参、白花蛇舌草、诸药合用有抗病毒、保肝降酶及调节免疫的作用，对恢复肝功能，改善临床症状有一定效果。

4. 慢性乙型肝炎外因是疫毒感染，内因是正气不足，本病缠绵难治，为本虚标实之证。临证可取白花蛇舌草、蒲公英、虎杖、丹参、赤芍合健肝汤治疗。

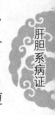

乙肝治疗

1.治疗乙肝，可从清热解毒和调和脾胃等传统治法基础上进行辨证论治。常选药物为小柴胡汤加龙葵、丹参、白花蛇舌草，或健肝汤加垂盆草、虎杖，以解决慢性乙肝的毒侵、正虚、气郁、血阻等相互关联的病理机制，坚持调理有一定疗效。

2.治疗乙肝病毒所致疾患可从热、郁、滞三方面入手。临证服药时间不少于6个月，可用健肝汤加郁金、香附、佛手、生地黄、丹参、虎杖、垂盆草、半枝莲治之。为方便病人，可将上药制成胶囊服用，每次4~5粒，日3次，久服可见效。症状和化验指标减轻，以每年服用3个月为好。

3.中医学认为，脾虚往往是乙型肝炎发病的内在因素。邪毒伤人与否，与人体正气强弱有极其密切的关系，临床已经证实免疫机能低下者，治疗时一定要把健运脾胃放在首位。治疗乙肝，要把健脾护肝、清解湿毒贯穿治疗的始终。

4.河北中医学院闫艳丽教授经验：用四逆散治疗乙肝有良效。闫老师认为肝气郁滞是乙肝形成的主要病机之一，临证治疗疏肝固然重要，但养肝必当先。养肝即滋养肝阴肝血，肝体为阴，其用方可为阳，一贯煎合二至丸为养肝体效方。养肝血，当归、白芍并用；滋肝肾，白芍、女贞子同用。闫教授认为柴胡、枳壳、白芍、甘草可增强机体免疫力，三阳转阴率高，消除症状快，降酶效果显著且稳定。

5.民间治疗乙肝方：白花蛇舌草30g、黄芪6g、重楼 6g、焦山楂 10g、郁金 15g、红花 6g、丹参 15g、赤芍 30g、蒲公英 30g、虎杖 20g、旱莲草 15g、甘草 6g。水煎服，日 1 剂。（此方为一乡村医生用方，患者提供，可资参考。）

6.乙肝方（大三阳）：玄参、忍冬藤、土茯苓、白花蛇舌草、生地黄各 20g，当归、甘草、茜草各 10g。本方清热解毒、滋阴活血。久服可望收效。

7.治疗乙肝方：刺蒺藜 10g、黄芪 6g、太子参 10g、白芍 15g、白术 10g、紫草 10g、茵陈 15g、枸杞子 6g、淫羊藿 10g、丹参 10g、红花 10g、白花蛇舌草 30g、土茯苓 30g、甘草 3g、大枣 6g，水煎服，日 1 剂，本方针对乙肝肝郁脾虚型而设，组方原则为疏肝解郁、健脾化湿、凉血解毒、活血化瘀、补益肝肾，本方需久服方能收效。本方有扶正祛邪之功。服药时间在半年以上为宜。

8.白花蛇舌草、夏枯草、甘草三药相伍可治乙肝，安徽医科大学临床药理研究所证实牡丹皮能抗乙肝病毒。

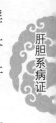

▌酒精肝 ◣

1.对酒精肝的治疗可取活血祛湿法加适当节食治疗，可收效。活血祛湿可选下列药物：山楂、泽泻、丹参、白术、苍术、赤芍、茯苓、红曲、荷叶、虎杖。节食以晚餐为主，用海带丝、黑木耳、应季鲜菜、西红柿煮汤食之代主食；同时配合散步，每天不少于 60 分钟。

2. 酒精性脂肪肝验方：葛根、葛花、枳椇子、茵陈、虎杖、丹参、党参、炒白术、白茅根、蒲公英、刘寄奴、莪术、陈皮，临证根据患者情况辨证用药，此方用量因人而异。临证加减：焦山楂、炒莱菔子二药有消积导滞、磨积降脂之功，可在辨证的基础上加入二药，对脂肪肝有效。酒大黄 3~6g 小量应用有活血化瘀、推陈致新之功；与焦山楂、泽泻、制何首乌合用，对脂肪肝有效。丹参、山楂、泽泻合用，有活血、降脂保肝的作用，可用于脂肪肝的治疗。

3. 酒精性脂肪肝方：葛根、葛花、玫瑰花、败酱草、紫花地丁、白花蛇舌草诸药合健肝汤方，久服有效。

4. 葛根、葛花与生大黄相配，可以活血化瘀、解酒毒、抗肝损伤，可治疗酒精肝。

5. 虎杖富含白藜芦醇。临床研究发现，该药对酒精所致急性肝损伤有预防性保护作用。临证与葛根、葛花、乌梅、枳椇子合用有解酒毒之功。

脂肪肝

1. 对于临证所见脂肪肝病人，大多腹部肥肉松弛，体质多为痰湿质或气虚质。脂肪肝病位在肝，但发病涉及脾、肾等多个脏腑。早期治疗宜疏肝健脾、理气化痰，可选用健肝汤加虎杖、荷叶、泽泻、炒决明子、炒神曲等。中度脂肪肝多为湿热内蕴、痰浊蕴结，治宜化湿清热、降浊升清，可选温胆汤合加味清震汤（荷叶、苍术、升麻、清半夏、炒槟榔、羌活、藁本）加虎杖、大黄等，脂肪肝晚期可见重度脂肪肝、高黏血症、糖尿病、高脂血症或出现肝硬化为本虚标实之证，本虚为肝脾肾虚，标实为痰湿浊毒、血瘀，其病初气结在经，久病则入络，毒热积聚，日久正虚积损，毒从热化，变从毒起，瘀从毒结，缠绵难愈。化痰解毒、扶正通络为其治，常用方药为青蒿鳖甲汤合健肝汤加女贞子、枸杞子、墨旱莲、黄精、丹参、莪术。

2. 临床研究表明小量黄连解毒汤治疗高脂血症性脂肪肝具有较好疗效。笔者抓住本方应用特征为面红或激动时面红、心烦，应用本方效果可靠。

3. 根据中医"酸胜甘"之五行理论，在治疗脂肪肝时可适当选用味酸之品如乌梅、山楂、白芍等以克制消除体内甘浊之邪，从而改善脂类代谢。

4. 脂肪肝早期多无典型临床症候，但有明显的体质倾向，痰瘀体质特征明显，多表现为形体肥胖、舌暗苔腻。日久遇痰瘀"伏毒"损伤肝络，此病与先天禀赋有关，又与长期嗜食肥甘等不良饮食和久坐少动等生活方式关系密切。

5. 脂肪肝久治不愈者，可考虑为痰瘀互阻，从化痰活血入手，选复元活血汤去穿山甲加虎杖、二陈汤治之，常收佳效。

6. 临证对于痰湿体质患者，常见体形肥胖、血黏度高、脂肪肝，舌体胖舌苔水滑，治宜化痰祛湿，可用白术 30~60g 另加薏苡仁、茯苓、泽泻、半夏、陈皮、茵陈、制大黄等，组方治之，收效较好。

7. 临证对于脂肪肝患者兼有肝功能轻度异常者，可用健肝汤加郁金、生麦芽、金钱草、虎杖、秦艽治疗，本方对以脂肪肝为主兼见胁胀苔腻者有效。

8. 脂肪肝病人若见肝区隐痛、胀痛或钝痛兼见胸脘痞满、倦怠乏力、头蒙头重、便溏、苔腻，证属湿邪停聚三焦、痰浊阻滞气机者，可用《温病条辨》三仁汤法之变方，用畅利三焦降浊法治疗，常收良效。用苦杏仁入上焦宣畅肺气、通畅水道，用豆蔻、苍术、白术、陈皮入中焦化浊理气燥湿，薏苡仁、茯苓、泽泻、小通草入下焦利湿泻热，诸药合用能开上、畅中、渗下，可收宣化表里、分消上下之功。

9. 桃仁、川芎、丹参活血行气、养血通络，有防止动脉硬化、降脂之功，与健肝汤合用，可治疗脂肪肝、高脂血症。

10. 治疗脂肪肝在应证方药中若加入柴胡、郁金二药，可恢复脾土运化及肝木条达之性，含逍遥散之意，可通过实践悟其理也。

11. 临床应用发现酒大黄 3~5g 长期泡茶饮用，有疏肝护肝、化痰降浊之功，尚有降低体重的作用。

12. 上海名中医张云鹏教授针对脂肪肝研制出"降脂理肝汤"，治疗本病收效。处方如下：海藻 30g、丹参 15g、决明子 30g、泽泻 12g、荷叶 15g、郁金 10g、姜黄 15g、水蛭 10g、柴胡 10g，胁痛加延胡索 15g，大便干结加大黄 6g 或芦荟 2g，转氨酶升高者加垂盆草 30g、龙胆草 10g、人参叶 15g，肾虚加淫羊藿 30g。日 1 剂，分 2 次服用，连用 3~6 个月。方义：方中决明子味甘、咸，功能清肝化浊降脂；丹参味苦，性微寒，功能活血化瘀理肝；二药同为君药。海藻味苦，性咸寒，可化痰软结、清利湿热；泽泻味甘淡，性寒，可利水渗湿；二药同为臣药，以协助君药化痰利湿。郁金行气化瘀、通络止痛为佐药。诸药相伍共奏化痰消积、散瘀血积聚之殊功。若在此基础上加姜黄消瘀散结、行气化滞；水蛭祛瘀血、生新血、疏肝络瘀滞；柴胡疏肝解郁，除诸痰结热实，引诸药入少阳，同时随证加减效果更好。本方对痰瘀体质和非酒精性脂肪肝有较强针对性，因体质具有可调性，对体检发现脂肪肝又无症状时，给予调治，同时嘱其增运动、减肥甘，即可达到中医治未病的目的。

13. 脂肪肝偏方：每天早晨鲜豆浆 300ml，吃煮花生 20~30 粒。饮豆浆前应先食几块点心，勿空腹食用，坚持 1~2 年可望治愈脂肪肝。

14. 脂肪肝病人宜常食以下食物：燕麦、海带、大蒜、苹果、牛奶、洋葱、红薯、胡萝卜、花生、葵花籽、山楂、无花果等，以上均有降脂作用，不妨甄选食用。

肝纤维化

1. 笔者积 40 年临床经验，集众家之长。组方扶正强肝丸治疗肝纤维化，用于临床收到良效，现予以公开供同道参考。方药组成：瓜蒌皮 10g、青皮 6g、竹茹 6g、丝瓜络 6g、橘络 3g、黄芪 15g、生地黄 10g、当归 10g、沙参 20g、麦冬 10g、丹参 15g、醋鳖甲 10g、党参 10g、白芍 15g、女贞子 10g、墨旱莲 10g、鸡内金 10g、三棱 6g、莪术 6g、黄精 15g、神曲 10g，共为细末，炼蜜为丸，9g/丸，日 2~3 丸。本方滋养肝肾以固本，补脾益气以扶正，通达络脉以化毒，湿化瘀去五脏和谐而效。本方对慢性肝炎早期肝硬化、肝纤维化有调治之功。

2. 对肝纤维化从脾论治可收良效，治宜疏肝健脾、行气活血。处方常用柴胡 6g、白术 15g、党参 15g、山药 20g、丹参 15g、陈皮 3g、香橼 6g、茯苓 10g、郁金 15g、甘草 6g。

3. 江苏省阜宁县中医院防治慢性乙肝肝纤维化效方：二甲二虫胶囊，药物组成：穿山甲 20g、醋鳖甲 40g、土鳖虫 20g、僵蚕 20g，共为细粉，过筛混匀装胶囊备用，每次服胶囊 6 粒，约 2g 药粉，日 3 次。本药取动物药活血化瘀之殊功而组方，共奏活血化瘀、软肝散结之功，连续服用时间不少于半年。笔者认为若用二甲二虫胶囊与健肝汤合用效果更好，疗程可大大缩短，对慢性病只要选药恰当，坚持长期调治，其效必彰，神奇之效足以让世人关注。

胆囊炎

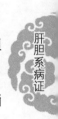

胆不仅具有储藏排泄胆汁和主决断的生理功能，还具备胆气春升之功能；中医认为胆内藏精汁，主相火，其气前通心、后通肾，具有升发温化功能，助脾胃清气上升，从而对食物消化、精微的摄取、中州营气之生成、周身血气的生化调达以及神志的正常等均有重要的协调作用。故胆腑具有腑气宣降的生理特点和胆气春升的功能特点，二者相辅相成。

一、急性胆囊炎

1. 中医理论认为，胆道感染多因气滞、湿热、热毒而导致胆腑气机不畅，湿热留滞，瘀血内阻不畅则胀，不通则痛。因此急性胆道感染的治疗原则为清热利湿、调畅气机、活血利胆。临证可用大柴胡汤加虎杖、金钱草、茵陈治疗，亦可用消炎利胆片治疗，中药治疗效果优于抗生素。中药的联合应用不光有抗菌作用，还有利胆通泄的作用。

2. 急性胆囊炎及胆绞痛发作，疼痛剧烈者，可针刺阳陵泉

（双），有良好的止痛效果；亦可用复方冬眠灵针 1 支，阳陵泉（双）穴位注射 1/2 支，效果也佳。

3. 急性胆囊炎可用金钱草 60g、芒硝 10g、大黄 10g、龙胆草 10g、茵陈 10g、栀子 10g，水煎 2 次，留汁 600~1000ml，一日内分 4~5 次服用，常收佳效。

4. 急性胆囊炎可用大柴胡汤加虎杖 20g、金钱草 60g 治疗，有良效。中医认为胆为六腑之一，以通为顺，故治以大柴胡汤，正如《金匮要略》所谓："诸黄，腹痛而呕者，宜柴胡汤。"

5. 急性胆系感染方：柴胡 15g、黄芩 10g、清半夏 6g、枳壳 15g、大黄 6~20g、炒白芍 30g、茵陈 15g、栀子 10g。气滞明显加炒香附 10g、郁金 30g、川楝子 10g、芒硝 6g（冲），湿重加豆蔻 10g、炒槟榔 10g、茵陈 20~30g，结石加金钱草 60g、郁金 30g、鸡内金 10g，胆道蛔虫加川椒 6g、乌梅 12g、炒槟榔 10g、黄连 6g，发热重加青蒿 30g。

6. 胆道系统急症若见胸胁剧痛、手不可近、呕吐不止、寒战高热者，可选大柴胡汤合三金汤，常收良效。临床常用处方如下：柴胡 30g、黄芩 15g、清半夏 12g、炒白芍 30g、枳壳 10g、枳实 10g、酒大黄 10g、生大黄 10g、金钱草 90~120g、鸡内金 15g、郁金 30g、橘叶 15g、芙蓉叶 15g、金银花 30g、连翘 30g，水煎服，日 1 剂，服药 1 剂排便仍不畅者，加芒硝 6~9g，分次冲服。本方可昼夜连服，病重者可一昼夜服 2 剂，可迅速阻断病势，解救危症。有条件者辅以西药支持疗法效更佳。

7. 加减国医大师何任教授脘腹蠲痛汤对急性胆囊炎、胰腺炎有良效。处方：延胡索 20g、白芍 20g、生甘草 6g、川楝子 10g、蒲公英 30g、郁金 10g、金钱草 30g、海金沙（包煎）20g、鸡内金 10g，水煎服，日 1 剂。

二、慢性胆囊炎

1. 慢性胆囊炎属中医"胁痛""胆胀"范畴，遣方用药以清利肝胆湿热为主，慢性胆囊炎的急性发作常与摄入脂肪有关，所以要告知病人在胆囊炎急性发作期忌食油腻食物，但在病情稳定期，不宜过分限制油腻食物，宜少量进食一些荤菜，这样既可保证营养的供应，又有利于胆汁分泌排泄，防止胆结石形成，长期食素常使胆囊炎症状反复，加速胆结石的形成。

2. 慢性胆囊炎、胆结石病人，可用大黄甘草汤小量冲泡代茶饮。大黄可从 1g 始，以胃舒适为度，可自行调整剂量；生甘草也从 1~2g 始；常用量为大黄 1~5g、生甘草 1~5g。常服可保持胆胃通降之性，使胆胃和顺，守方服 3~5 个月，可达治愈之效。大黄、甘草少用冲茶饮用，取二药药性之轻扬，药味之和缓、健胃和中、缓中微利、通畅三焦而收廉验之效。

3. 慢性胆囊炎的治疗不可一味清热利胆，应采用调养脾胃兼顾疏胆化浊的方法，收效可理想，常用方药为黄芪异功散加虎杖、金钱草、橘叶。

4. 慢性胆囊炎取蒲公英 30g、金钱草 20g 坚持冲水代茶饮，确有缓解症状之效，可参考。

5.慢性胆囊炎见胁痛、便干者，可取金钱草 15g、郁金 15g、鸡内金 15g、九香虫 10g、芒硝(冲服)3g，水煎服，日 1 剂。

三、经验方药

1.笔者临床胆系通用方（用于急、慢性胆囊炎、胆结石）：柴胡 15g、黄芩 9g、清半夏 6g、太子参 6g、甘草 3g、金钱草 30g、虎杖 20g、乌药 6g、木香 5g、陈皮 3g、枳壳 6g、桔梗 6g。

2.胆囊炎、胆结石胸胁不适，受寒而诱发者，紫苏梗与柴胡合用效佳。《药品化义》谓紫苏梗"能使郁滞上下宜行"。临证常用下方：茵陈 20g、炒栀子 10g、大黄 6g、炒白芍 30g、炙甘草 6g、木香 6g、郁金 10g、橘叶 10g，水煎服，日 1 剂。

3.临证对于素有胆囊炎，每遇受凉右胁痛明显者，可选小柴胡汤合桂枝汤、香苏散三方，治之常收良效。屡用屡验，可资参考。

4.虎杖、垂盆草、丹参相伍有活血开郁、通利小便、清除湿热之功，可用于慢性肝炎、胆囊炎的治疗。

5.金钱草清热利胆而不伤胃，有使胆汁下行之功，常用于胆囊炎、胆结石，用量可在 30~90g 之间，疗效佳。

6.番泻叶性寒，味苦，具有消积导滞、泻热通下之功，与甘草清热缓急之力相合，可用于急性胰腺炎、急性胆囊炎引起的大便秘结，有良效。

7.栀子干姜汤加川楝子可治急性胆囊炎或胆结石急性发

作，证属上热下寒者有良效。处方：栀子9g、干姜6g、川楝子12g，水煎服，日1剂。

8.乌梅丸加虎杖可治胆结石、胆囊炎。

9.乌梅重用15~30g，有促进胆囊收缩、胆汁分泌之功。

10.胆囊萎缩、胆汁分泌不足者，可用金钱草30g代茶饮，有效。

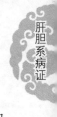

胆囊息肉

1.胆囊息肉可从中医"癥瘕""积聚"论治，治疗原则为疏肝理气、化瘀散结、清热利胆。药用虎杖、柴胡、郁金、海藻、浙贝母、连翘、乌梅、焦山楂、青皮、陈皮、半夏，随证加减常收效。方中山楂、乌梅为必用之品，不可缺少，实践证实二药对胆囊息肉有消散之殊功，症轻者单用二药代茶饮亦效，服药时间1~3个月为宜。

2.临证凡遇胆囊壁增厚或见胆囊息肉者，均可从痰瘀论治，常可收效。用药思路：销蚀息肉选山楂、乌梅，理气解郁选柴胡、青皮、厚朴、枳实，清热利湿、利胆解毒取金钱草、蒲公英、黄芩、栀子，活血可用土鳖虫、当归、三七，化痰用僵蚕、半夏，软坚散结可用醋鳖甲、山慈菇、浙贝母，消积导滞选鸡内金、神曲，脾虚或久病元气不足者用黄芪、党参、太子参，湿热明显加用虎杖、垂盆草、茵陈，大便秘结加用大黄。遣方用药不是药物堆砌，要辨证用药，方可收良效。

3. 胆囊息肉可用温胆汤加柴胡、黄芩、乌梅、夏枯草治疗。

4. 皂角刺有祛痰排脓消肿之功，与乌梅、山慈菇合用可用于胆囊息肉的治疗，临床与四逆汤合用可收良效。

胆结石

1. 胆结石属中医的"胁痛"范畴，肝郁气滞、痰瘀互结为病机，治宜疏肝利胆为主。临证用金钱草、橘叶、茵陈、栀子、白芍疏肝利胆，延胡索、木香止痛，枳壳、鸡内金、玫瑰花、丝瓜络疏肝理气、消溶结石，入大黄、芒硝消坚破积、通腑降浊、清利肝胆，诸药相伍治胆结石常收良效。方中大黄用量以大便次数在日 2 次为宜，用量可从 3g 始；芒硝从 1g 始，随排便情况酌情增减则安全有效。

2. 中医对胆结石的治疗通过疏肝祛湿、化滞排石来调整肝胆系统，可以收到溶石排石的效果。常用药物有柴胡、郁金、金银花、金钱草疏肝理气、清热化湿排石；择大黄通畅胆腑、泻下健胃；选虎杖、延胡索、川楝子解郁行气止痛；用白芍、枳实柔肝缓急、理气化瘀，以上诸药对胆结石病人腹痛、胆区憋胀有改善作用。

3. 胆结石之治疗重点在疏肝利胆，同时根据病情佐以清湿热、化郁滞、和脾胃诸法可收良效。临证常选柴胡、金钱草、郁金、大黄、赤芍、枳壳、延胡索等治疗。金钱草、赤芍宜重用方效，金钱草用量可达 60~90g、赤芍 20~60g。

4. 胆结石或胆囊切除术后若见右胁或右上腹隐痛者，中医认为术后伤胆，少阳受损，余邪未尽，气滞瘀阻，疏泄失调，治宜疏肝解郁、化湿利胆。处方可用柴胡疏肝散加金钱草、垂盆草合茵陈蒿汤，若加延胡索、橘叶效更佳。

5. 胆结石术后调理方：金钱草 30g、虎杖 15g、山楂 12g、郁金 15g、鸡内金 10g、芒硝 2g（冲服）、大黄 6g、党参 15g、炒白术 9g、山药 9g、枳壳 6g、陈皮 3g，水煎服，日 1 剂。大便通畅，一日超过 2 次者可减芒硝，泽泻具有利水渗湿之功，临床可用于泌尿系统结石的治疗，泽泻可增加尿液流量、降低草酸钙和尿酸等在尿液中的浓度。临床研究已证明用泽泻 6~15g 煎液内服，有助于尿路结石排出体外。

6. 胆结石溶石二药：芒硝 3~5g（冲）、生鸡内金 15~30g、郁金 10~15g。郁金有利胆之功，能收缩胆囊，增加胆汁分泌；与芒硝、鸡内金合用有溶解胆结石之殊功，三药可结合辨证应用。

7. 胆结石可用逍遥散加金钱草、海金沙、鸡内金、郁金、川楝子、泽兰治之，其中川楝子、泽兰寒温并用，气血双顾，疏通气机，通络止痛，更著其功。

8. 若见胆结石或肝内胆管结石，在中医辨证论治的基础上酌配皂角刺、路路通、炒王不留行、泽兰、虎杖可提高治疗效果。

9. 胆结石病人在服利胆排石汤剂前 1 小时，先热食猪蹄半只或一只，可促进胆汁分泌，有利于结石排出。老年慢性胆结石伴胆道感染者，可从肝胆气郁或肝阴不足入手，前者用柴胡疏肝散加减，后者用一贯煎加减，常收良效。

10. 金钱草重用 30~60g，配伍茵陈、大黄，有疏肝利胆、清热泻下、除湿退黄之功，可用于急性黄疸型肝炎和胆结石胆管阻塞所致之黄疸。

11. 金钱草重用 40~90g，可预防和治疗胆结石，可单煎代茶饮，也可加入应证药物中使用，疗效肯定。结石排除后可取其代茶饮。

12. 鸡内金、黑木耳合用有消坚磨积、促进消化、润滑胆道、溶解结石、排除肝胆结石之功效，二药常用量为 15~30g。临证笔者在二药基础上常选下列药物金钱草、茵陈、栀子、虎杖、大黄、郁金、木香、枳壳、橘叶组方治疗常收较好疗效。

13. 青皮、陈皮二药合用，有调理三焦气机之功效。临床实践发现二药可使胆囊中固体含量降低，可预防和减少胆结石的形成，为治疗胆结石的重要药对。

14. 鸡内金能化结石，胆道结石可与金钱草、郁金、柴胡、木香同煎；泌尿系统结石可与金钱草、海金沙、石韦同用，以此为主，辨证应用效果可靠。

15. 临床研究发现，木香、郁金、香附、厚朴诸药均有松弛胆道括约肌的作用，有利于胆结石的治疗，临证可在应证方药中选用。

肢体经络病证

痹证

一、痹证用药原则

1. 调和气血为治疗痹证的重要原则。病初气血凝滞，"不通则痛"，治宜行气活血；病至后期，正气已虚，气血亏虚，"不荣则痛"，治宜补益气血、调和气血。常用药物有丹参、赤芍、白芍、当归、乳香、没药、桃仁、红花、炒枳壳、炒香附、紫苏梗等。

2. 治疗痹证不可一味祛风通络，顽固不愈者宜从肾论治或用调和气血之法治疗，常收良效。

二、痹证常用方药

1. 藤类药为治痹之主将，藤者善通经络、祛风除痹，治痹常收佳效，临床常用之。四藤汤（海风藤、络石藤、忍冬藤、鸡血藤）对于瘀血阻络之肢体关节疼痛尤为对证。海风藤味辛、苦，性微温，祛风湿、通络脉，为治疗风寒湿痹、肢节疼痛、筋脉拘挛、屈伸不利之常用药；络石藤味苦，性微寒，祛风通络、凉血消肿，善治风湿痹痛有热象者，且络石藤散风通络、善走后背，多治肩背痛；忍冬藤味甘，性寒，有清热疏风、通络止痛之功，常用于风湿热痹、关节红肿疼痛、屈伸不利者；鸡血藤味苦，性温，行血补血、舒筋活络。四药常用量为10~15g，其中忍冬藤、鸡血藤可用至20~40g。痹证见失眠者亦可在应证方药中加入夜交藤。夜交藤除益肾安眠外，尚有通经络、除痹痛之功效，常用于风寒湿痹。

2.《神农本草经》载生地黄有"逐血痹"之功，临床已证实生地黄有活血化瘀之效。用生地黄与活血舒筋药相伍，治疗中老年人腰痛、关节骨质增生性疾病均有良效。生地黄重用可降血沉，治风湿热有殊效。

3.临证治寒痹，可用阳和汤加减，方中麻黄有温经散寒、止痛之良效，其止痛作用不可忽视。

4.以湿热痹阻为主者，关节红肿痹阻明显，常伴关节沉重、口黏或口干、不欲饮水、尿黄、便黏不爽、舌苔黄腻、脉濡细或濡数，常用方药：土茯苓40~60g、萆薢15g、虎杖20g、金钱草20g、车前草20g、豨莶草20g、老鹳草15g、透骨草6g、薏苡仁20g、伸筋草6g、苍术6g、黄柏6g、怀牛膝10g、甘草6g、木瓜15g，水煎服，日1剂。加减：年老体弱者，加黄芪15g；关节肿甚并有痛风石者，加胆南星6g、浙贝母10g；高血压病、糖尿病患者，加黄芪30~50g、赤芍10g、马齿苋20g；关节肿痛夜重兼上肢痹证者，去苍术、黄柏、牛膝，前方合四藤汤。

5.痹证以热邪痹阻为主者，关节疼痛，局部灼热红肿、遇凉症减、烦热口渴或初起伴有恶风发热等表证，舌红苔黄厚或黄燥，脉数或滑数，常用方药：忍冬藤40g、连翘20g、土茯苓30g、薏苡仁15g、牡丹皮10g、生石膏20g、知母10g、炒白芍20g、桂枝3g、生甘草6g。加减：初起发热恶风者可加秦艽10g、防风10g；上肢症重者加桑枝30g、海桐皮10g、姜黄6g；下肢症重者加怀牛膝15g、络石藤15g；夜间症重者加生地黄20g、赤芍15g、丹参15g。

6. 临床上对热痹如痹痛症状较重，苔白厚滑者可服下方，有奇效，处方：生石膏60g、知母15g、天花粉15g、甘草10g、生地黄60g、黄芩30g、羌活15g、独活30g，水煎服，日1剂，临床应用无不良反应。

7. 芍药甘草汤合四妙散加威灵仙可治疗腰以下肢体疼痛、水肿，属湿热痹证者。

8. 治风湿痹痛时留意用药规律可提高疗效。片姜黄治风湿，尤善治肩背疼痛，常与木瓜、桑枝、桂枝相伍；地龙治历节风痛，可清热通络，下肢痹痛效良，常与怀牛膝、追地风、千年健相伍；松节祛风除湿、活络止痛，对膝、踝、足趾痹痛有良效，常与丹参、苍术、骨碎补、皂角刺相伍。

三、痹证日久的治疗

1. 对于痹证日久，气血不足，宜健脾、益气、补血、通络，可用六君子汤加橘络、丝瓜络、竹茹治之；痹证以腰背疼痛、腰背冷凉为主者，可取阳和汤加狗脊、骨碎补治之；若诊为类风湿可用四草汤（豨莶草、伸筋草、透骨草、老鹳草）治之。

2.痹证日久，肝肾受损，筋骨失养，可选透骨草、补骨脂、骨碎补、桑寄生有补肾壮阳、益精生髓、强壮筋骨的作用，若加炒白芍、当归效更好。

3.痹证日久若见四肢麻木发凉者，可在应证方药中选加鸡血藤、徐长卿、穿山龙，常收良效。

4.临证对于痹证而伴有肢体不宁、夜间难以入寐者可在应证方药中加入炒白芍、延胡索、炒酸枣仁，三药合用可收镇静、止痛、安眠之功。

5.对顽固性痹证，可用八珍汤加桑寄生、杜仲、怀牛膝、续断有补肝肾、强筋骨、益气血的作用，有气血双调之殊功，该方寓意为"治风先治血，血行风自灭也"。

四、痹证的兼症

1.痹证患者关节疼痛昼轻夜重者，无论舌质紫暗与否，均可考虑为瘀血阻络，可在应证药物中合入《医学衷中参西录》之活络效灵丹，有佳效。痹证兼见足跟痛者，多为肾阴不足所致，可在应证药物中加入熟地黄30g、怀牛膝30g、丹参20g。

2.痹证病人晨间手指发僵，可在应证药物中加祛风散结之僵蚕治之，有效。

五、痹证引经药

1.《神农本草经》谓葛根主治"诸痹"，取葛根升清之力，活血通络、解痉舒筋以治颈项之拘急，临床可作为头面诸窍及项背之引经药。

2.治痹证常用引经药：上肢羌活、桂枝，下肢独活、桑枝、牛膝，项背葛根，脊背鹿衔草、狗脊，腰部选杜仲、续断、桑寄生，胁肋部柴胡、川楝子、青皮，胸部郁金、瓜蒌皮、枳壳。

六、痹证用药经验

1.虎杖有清热利湿、活血通络之功，可祛肢节之风，瘀血作痛、痹证有热者可用。

2.忍冬藤功同金银花，解毒之力较金银花稍逊，但通经活络为其擅长，可清除经脉关节中之风湿热邪，而收舒筋止痛之效，治疗风湿热痹常与虎杖、白花蛇舌草、半枝莲、生地黄配伍，有良效。

3.伸筋草为临床治疗痹证的常选药物，具有祛风散寒、除湿消肿、舒筋活血等多方面功效，常用于治疗风寒湿痹关节酸痛、肌肤麻木、四肢痿软无力、水肿、跌打损伤等症。

4.骨碎补与熟地黄相伍，有补肾益精、强健筋骨之效，痹证日久可选之。

5.鸡血藤一药可入血分走经络，既可养血又能通络，为中药中守走兼备之品，临证治疗血虚或血虚兼瘀所致的关节酸痛、手足麻木、肢体痿软、风湿痹痛等症均可收效。常用药组有麻痛四药（鸡血藤、当归、丹参、僵蚕）。

6.片姜黄配桂枝、桑枝、青风藤可横走肩臂，可活血通络，善除上肢痹痛，寒热均宜。

7. 天仙藤善走手臂、消肿胀，若加豨莶草、老鹳草、伸筋草、透骨草、佛手可治痹证之手指关节疼痛。

8. 千年健、追地风可祛风湿、健筋骨，尤对下肢痹证有效。

9. 鹿衔草为治痹要药，既可祛风湿，又有良好的扶正养血之功，为一味药性平和、祛邪扶正兼备之良药，与润燥药合用则有运湿和络的作用。

▍腰痛 ◢

1. 腰痛可从肝论治，取黄芪补肝气助肝用，山茱萸、当归、木瓜养肝体，诸药能气血双调、体用皆补，既可补肝疏肝，又能舒筋养筋，故腰痛可减。腰痛从肝论治之理论根据《临证指南医案》"下虚者宜从肝治，补肾滋肝，育阴潜阳，震摄之治是也"和《石室秘录》"诸痛治肝也"。肝主筋，腰之韧带、神经均可归属于筋，故腰痛可从肝治。

2. 腰痛病人在应证方药中重用狗脊 20~30g，就是为了达到补肝肾、除风湿、健腰膝、利关节的作用。临证应用常与熟地黄、桑寄生、当归、怀牛膝同用。

3. 腰痛临证多见，辨证可从经络受邪（风寒湿）、肾精亏虚、气滞血瘀入手。经络受邪，可用独活寄生汤加减治疗；肾精亏损，可用六味地黄丸合阳和汤治疗；气滞血瘀，可用柴胡疏肝散合桃红四物汤治疗。

4.中医有"筋为肝所主"之说，肝主筋，筋联结关节肌肉，具有维持机体伸屈展旋活动的作用，筋膜肌肉依赖于肝血的濡养，故临证治疗腰腿关节疼痛，常加用濡养肝血之品如炒酸枣仁、鸡血藤、熟地黄、炒白芍、怀牛膝等。

5.狗脊性温，味甘，入肝、肾经，不仅能温补肾阳、强腰肾、祛风湿，且有引药直达督脉之功，可作为腰痛的引经药。

6.河南民间有一味生白术重用治风湿腰痛之偏方。经临床验证确有良效，白术有化温除痹之功，对寒湿腰痛有药到病除之殊功。

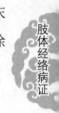

颤证

1.中医称帕金森病为"颤证"，其临床表现有肢体震颤、头晕头痛、痴呆健忘、迟钝淡漠、腰膝酸软、易疲劳、尿频、尿急等，中医认为其病变部位为肝、肾、脾，治疗原则为滋补肝肾、滋水涵木、养肝息风、通络解毒，常选药物有熟地黄、枸杞子、山茱萸、桑寄生、炒白芍、天麻、胆南星、丹参、制何首乌、刺蒺藜、龟板、龙骨、石菖蒲、远志、莪术、钩藤等，结合病人情况坚持服药可收效。本病为虚实夹杂之证，本虚标实，虚为肝肾亏虚，实为风火痰瘀互结、郁塞脑窍。

2. 颤证总的治疗原则为扶正固本，虚者治宜培补肝肾、滋阴固本、养血润筋；实者治宜平肝息风、清火化痰、活血通络。临床常用方剂有六味地黄丸、引火汤、阳和汤、大定风珠、温胆汤、半夏白术天麻汤、八珍汤、人参养荣汤等。

3. 笔者在临证常用夜交藤预知子汤（夜交藤、丹参、预知子、炒栀子、合欢花、连翘）加蝉蜕、钩藤、白芍、山茱萸治疗震颤麻痹，收效可靠；同时对除震颤外的非运动症状，诸如抑郁、睡眠障碍、认知障碍、自主神经功能紊乱、便秘等症均有调节作用，可在实践中积累经验。

4. 全蝎焙干研粉温开水送服，1g/次，日3次，可治手足蠕动、肢体震颤，若与六味地黄丸、补中益气汤合用效果更好。

▌其他▌

类风湿关节炎

1. 类风湿关节炎属中医"尪痹""骨痹"范畴，本病活动期多见本虚标实，病机为寒热错杂，其中气血不足、筋骨失荣为本，湿热痹阻为标，骨痹日久常常累及心脏，常用经方有桂枝芍药知母汤。方取桂枝、麻黄祛风通阳，附子温经散寒止痛，白术、防风祛风除湿，知母、白芍清热养阴，生姜、甘草和胃调中。临证应用时常加用穿山龙、丹参、党参、鹿角霜或合四草汤，效果更理想。治骨痹服药时间应在半年以上。类风湿关节炎不可长期服用祛风除湿之品，激素为忌用之药。笔者治疗本病常选骨痹四药（豨莶草、老鹳草、伸筋草、透骨草），新骨痹四药（黄芪、淫羊藿、怀牛膝、川芎），新益肾四药（桑寄生、续断、枸杞子、功劳叶）三组药物组方。根据病情随证加减治疗本病，疗效优于其他方药。

2. 临证对类风湿关节炎晨间双手指关节僵硬不舒者，可从肝论治，从养肝血、柔润筋脉入手，常收效，常选药物有炒白芍、赤芍、鸡血藤、制何首乌、佛手、木瓜，若配合牛腱子肉、牛蹄筋炖汤食之效果更佳。

3. 类风湿关节炎患者若大便不爽或数日不行者，可在应证方药中稍佐酒大黄 3~5g，常服有益，取其化瘀活血、推陈致新之效。

4. 治疗类风湿关节炎不可过用祛风湿药，方剂中祛风湿药比例不宜太大。祛风湿药多有伤耗肾阴之弊，故不主张多用；常选生地黄、当归、炒白芍、石斛、骨碎补；少用独活、威灵仙治之，常收佳效。

5. 类风湿关节炎，常用药物有下面三类：一是补肝肾、健脾益气药，熟地黄、桑寄生、女贞子、五加皮、生黄芪、炒白术、石斛；二是养血活血药，鸡血藤、赤芍、白芍、川芎；三是祛风通络药，威灵仙、桑枝、海风藤、青风藤、透骨草、豨莶草、老鹳草、伸筋草。

临证参考用药规律可随证组方，药方以 12~15 味为宜。寒湿重者，可用苍术代白术加细辛、炙麻黄、防己；湿热重去熟地黄加生地黄、黄柏、虎杖、忍冬藤、知母；瘀血疼痛重者可合活络效灵丹；血沉快者，可重用生地黄凉血通痹，用量为 30~90g。

6.骨痹四药与黄芪相伍对类风湿关节炎效果好。本方可作为该病的首选方，临证加减常收良效。

7.类风湿关节炎禁用激素类药物，慎用祛风除湿药物，用药不当可致病情缠绵不愈。

强直性脊柱炎

1.现代医学认为，强直性脊柱炎是一种原因不明、以侵犯中轴关节为主的慢性炎症性自身免疫性疾病，属于中医"骨痹""肾痹"范畴，中医辨治常收疗效，但服药周期长，累积一定时日方能收效。临证以培补脾、肝、肾为主，同时兼顾气血痰瘀为治。祛风通络、清热化湿、活血止痛为治标之举，补肾通督、益气养血为久图之策。其治疗大法以壮督益肾为常法，活血止痛、祛风胜湿、化痰通络为变法，补益肝肾、益气健脾、填精补髓为治本之法。

2.强直性脊柱炎的临床表现为脊背强直、俯仰受限、周身拘紧；多为先天禀赋不足，督肾空虚，风寒湿邪乘虚而入，经络闭阻所致；治宜强督壮腰、益肾通络。临床用药可选：狗脊 15~30g、鹿角霜 15g、骨碎补 10g、炒白术 10g、桑寄生 10g、续断 15g、枸杞子 10g、功劳叶 10g、赤芍 15g、炒白芍 15g、生白芍 15g、豨莶草 40g、老鹳草 15g、透骨草 6g、伸筋草 6g，水煎服，日 1 剂，若无不适可持本方连服 30~90 剂，可望见效。

3. 强直性脊柱炎的治疗，急性期（活动期）以清利湿热、活血通络为治。临证常选方药为四妙勇安汤合四草汤、四藤汤，常收佳效。早晨手僵、关节肿痛明显者，可加佛手、虎杖；血沉快者加生地黄。缓解期治以补肾填精、活血通络，常选方药为阳和汤合平补肝肾四药（女贞子、旱莲草、枸杞子、仙灵脾）合活络效灵丹治之，易感冒者可合玉屏风散，病人脊背疼痛者可重用葛根、狗脊，午后低热者加青蒿、醋鳖甲。

4. 阳和汤方出自清代王维德《外科证治全生集》一书，本方原为治疗阴疽而设。但对经络阻滞、痹阻于肌肉筋骨血脉之症亦为切要。本方取阳和之名，有阳光一照寒凝顿解之意。方中鹿角胶乃血肉有情之品，可温通督脉、补益精髓，因其价昂贵，笔者常用鹿角霜代之，收效亦佳，用量需在 20g 以上。熟地黄滋阴养血，在鹿角霜相助之下壮督养血为方之君；炮姜、肉桂温经通络；白芥子善祛皮里膜外之痰，有祛痰通络之效；甘草和中解毒，调和诸药。本方使用时重用熟地黄，大剂量熟地黄与小剂量麻黄相伍补而不腻，轻剂麻黄与重剂熟地黄解肌而不致表散。全方能温补营血之不足，解散阴凝之寒湿，使阴散阳用，寒消湿化。笔者用本方治疗强直性脊柱炎、腰椎间盘突出所致腰背冷凉、拘挛不适有良效。

关节炎

一、骨关节炎

1.临证对于骨性关节炎的治疗应当作全身性疾病进行治疗。可从肝、肾、脾三脏入手，进行调治，滋补肝肾、养血润津、化湿通络、活血荣骨为根本治法，常选熟地黄、山茱萸、山药、骨碎补、皂角刺、红花、土鳖虫、怀牛膝、白芍、黄芩、伸筋草等，治之常收效。笔者常取阳和汤加骨碎补、皂角刺、松节、怀牛膝治之，疼痛明显者合活络效灵丹疗效更佳，临床应用可资参考。

2.牛蒡子有疏散风热、解毒消肿之功，骨碎补能补肾荣骨，皂角刺可解毒通络，三药合用对骨关节炎早期关节肿胀酸痛、筋骨不利、关节痹痛、筋膜肥厚等症有良效。三药能消痰湿之瘀结、脉络之痹阻。

3.桂枝汤加骨碎补、补骨脂、松节、皂角刺治疗骨关节炎有良效。

二、膝关节炎

1.膝骨关节炎属于中医"骨痹""鹤膝风"等范畴。中医认为中老年肾气渐亏，精血不足，髓海失充，筋骨失养；或久劳伤筋累骨，风寒湿邪乘虚侵袭，客于关节，经络不通，气血不畅，痰瘀阻络至关节肿痛，活动不利，笔者临证组方，用于膝痛之治疗，对缓解症状有效。处方：桑寄生10g、续断

15g、功劳叶 10g、女贞子 10g、枸杞子 10g、黄芩 15g、骨碎补 15g、皂角刺 15g、松节 10g、豨莶草 20g、石斛 20g、怀牛膝 15g、乳香 6g、没药 6g、竹茹 6g，水煎服，日 1 剂，药渣水煎热敷患处，连服 2~3 月。

2. 中医认为肾主骨生髓，骨的生长、发育和修复均依赖肾精滋养。若肾虚精亏，阳虚寒凝，痰瘀阻滞，则发为膝关节炎。临证可取济生肾气丸（金匮肾气丸加川牛膝、车前子）治之，可收温补肾阳、活血行水、消肿止痛作用。笔者取穿山龙 30g、豨莶草 20g、老鹳草 15g、透骨草 6g、伸筋草 6g 水煎送服济生肾气丸，1 次 1~2 粒，日 2~3 次，久服有效验。对于本病，过度锻炼有害，一定要注意保暖，适当休息，避免过劳致损或劳则气耗。

3. 膝关节积液属中医"鹤膝风"范畴，古人认为其成因有二：一为水湿入骨，二为风湿入骨。临床治疗可用清热解毒、祛风除湿之剂，临床可选下药组方：土茯苓 30~60g、桑叶 15~30g、薏苡仁 20~30g、忍冬藤 20~30g、川牛膝 6~9g、泽泻 9~15g、木蝴蝶 6~9g、透骨草 6g、陈皮 3g，水煎服，日 1 剂，连用 20~50 剂。

4. 慢性膝关节滑囊炎见关节肿痛、关节腔积液者可用：桃仁 9g、红花 5g、当归 10g、赤芍 6g、生地黄 20g、川芎 6g、白芥子 6~9g、透骨草 10g、松节 6g、功劳叶 10g、川牛膝 10g，日 1 剂，水煎服，连用 15 剂为一疗程。药渣可局部热敷。

5.膝关节骨性关节炎可用桃红四物汤加骨碎补、皂角刺，治之有一定效果。

三、痛风性关节炎

1.痛风性关节炎急性期属"热痹"范畴，其特点是局部灼热红肿，功能障碍，痛不可触，临证可选虎杖、桃仁、泽兰活血止痛；取山慈菇清热解毒、消肿散结；同时可与凉血清热、散结活血之牡丹皮相伍；可择土茯苓、生薏苡仁、泽泻、苍术、萆薢、威灵仙、黄柏发挥利湿、解毒、利关节的作用；遣川牛膝引药下行，甘草调和诸药而收清热利湿、消肿止疼之殊功。

2.痛风性关节炎，临证用药均可按急、慢性两型遣方用药。

（1）急性期可用：土茯苓40g、蚕沙15g、忍冬藤40g、萆薢10g、牡丹皮10g、生地黄20g、延胡索15g、红花6g、川牛膝10g，水煎服，日1剂。

（2）慢性期可用：土茯苓30g、生黄芪15g、炒白术10g、炒苍术6g、薏苡仁20g、桑寄生10g、防己10g、追地风10g、木瓜10g、忍冬藤15g、独活10g、川牛膝10g，水煎服，日1剂。

3.急性痛风性关节炎，可用四妙散加虎杖、萆薢、土茯苓、丝瓜络、猪苓、泽泻、怀牛膝治之，有良效。

股骨头坏死

1.股骨头坏死为骨质退行性病变，属于中医"骨痿"范畴，临证治疗重在补肝肾、强筋骨。临证经验可用熟地黄、巴戟天、鹿角霜、肉苁蓉补肾填髓；用桑寄生、炒杜仲、续断、骨碎补、补骨脂补肝肾壮筋骨；用活络效灵丹活血止痛。本病不会短期见效，要长期以上药加减服用，积以时日可收效。

2. 股骨头坏死采用益气活血、益肾填精法治疗常收一定效果，临证常选药物有黄芪、白术、丹参、豨莶草、鹿角霜、骨碎补、补骨脂、菟丝子、山茱萸、淫羊藿、肉苁蓉、莪术等，病久可加土鳖虫、全蝎等药。

颈椎病

1. 颈椎病病在筋与骨，肝肾虚、筋骨失荣为本，风寒湿瘀阻络为标。该病为本虚标实之证，故祛风散寒除湿、行气活血止痛以缓其急，补肝肾、养肝血、填精充髓以治其本。遵循上述原则遣方用药疗效好。组方时用葛根舒筋通痹、舒展颈项，重用 20~40g 方可直达颈部而收效。颈椎病见头晕、手指发麻者可用下方：葛根 40g、羌活 10g、炒白芍 30g、炙甘草 10g、伸筋草 15g、桑枝 20g、姜黄 6g、佛手 6g、红花 3g，水煎服，日 1 剂，坚持服用 10~20 剂可收良效。

2. 神经根型颈椎病属中医"痹证""颈肩痛"范畴，本病为本虚标实之证，为中老年常见病。其病机以肝肾亏虚为本，以外邪侵入为标（风、寒、湿三邪杂合）。肝肾亏虚，骨失所荣，筋失所养，不荣则痛，因而易出现肢体麻木、手足拘挛、屈伸不利等症。风寒湿邪袭人易致肌肉挛缩、经络不通，闪挫或劳损致气血瘀滞、脉络失荣、经脉不通，故可见肢体挛急疼痛。中医治疗以活血化瘀、开腠逐邪、通络止痛治标，以补肾强骨治本。治疗上可分两步，先治标以缓疼痛，后治本以滋补肝肾、强壮筋骨，初用方 1~2 月为一疗程，久服方 2~3 月为一疗程，初用方：炙麻黄 6g、熟地黄 20g、葛根 30g、姜黄 6g、桂枝 10g、秦艽 10g、防风 6g、炒白芍 20g、豨莶草 20g、老鹳草 15g、透骨草 6g、伸筋草 6g、羌活 6g、细辛 3g、夜交藤 15g，水煎服，日 1 剂；病情稳定后可改服久服方：桑寄生 10g、续断 10g、枸杞子 10g、功劳叶 10g、葛根 30g、姜黄 6g、鹿角霜 20g、桂枝 10g、炒白芍 15g、当归 10g、鸡血藤 30g、陈皮 6g，水煎服，日 1 剂。症状明显减轻后可每周服 2~3 剂巩固。

3. 颈椎病诸症可用柴胡桂枝汤治疗，常收良效，其病机为经络阻滞、气血瘀阻。柴胡桂枝汤有宣通郁闭、调和气血之功，故针对颈项肩背疼痛之主症，用之有效。上肢麻木明显者可加天麻、佛手，项背僵直加葛根、牡蛎，肩背酸痛加姜黄、秦艽、羌活，遇风加重加防风，上肢烦痛夜甚者加当归、炒白芍，遵上法屡用屡验。

4. 由颈椎病所致的眩晕，用补气活血化瘀方药常收佳效，取黄芪补气，助推血液上行至脑，葛根缓解血管痉挛，丹参、红花、川芎活血化瘀。

5. 微调颈椎法治头晕有奇效，方法是：让患者站立在医者面前或坐在医者面前，双脚并拢，双手自然放在膝盖上；医者双手托住病人下颌，双中指压按在风池穴上，垂直向上用力，嘱病人脖子向上挺，不可转头，医生平心静气向上用力1~3分钟即可；然后给患者捶背3分钟，即告结束治疗。本方法优于牵引术，简便易行，安全可靠，可在实践中细细揣摩。

腰椎病

1.腰椎间盘突出症致腰痛的治疗原则为活血化瘀、行气止痛兼补益肝肾，久痛者可适当配伍活血通络之品。活血化瘀药常选桃仁、红花、当归、丹参、乳香、没药、蒲黄、五灵脂、川牛膝、苏木，行气止痛药常选香附、紫苏梗、枳壳、川芎、延胡索，补益肝肾药可选骨碎补、补骨脂、狗脊、续断、杜仲、鹿角霜等，可根据病情按肾虚血瘀、寒湿夹瘀、气滞血瘀等证型遣方用药，多可收到良效。

2.独活寄生汤加制马钱子1g，水煎服，可用于腰椎间盘突出症的治疗。应用时要注意马钱子的炮制方法，先砂烫，后油炸，使其毒性降低，同时配生甘草5~10g更为安全。水煎用量在1g以内，则无中毒现象。

3.腰椎间盘突出症证属气虚血瘀、脉络不通者可用下方：黄芪20g、当归20g、焦山楂15g、桑寄生10g、白术15g、续断10g、怀牛膝15g、熟地黄20g、枸杞子10g、红花10g、甘草6g、白芥子10g（为必用之药），水煎服，日2次，连服1~2月。见效后可用散剂巩固，处方：鹿角霜15g、山楂15g、当归10g、白芥子10g、怀牛膝10g、红花6g，研细末，每次 3g，日 3 次，温黄酒送服，需连服 3~6 月，睡硬平板床，保暖，忌劳累。

4. 老年人慢性腰腿痛大多属于腰椎退行性病变，即肾虚为本、经络阻滞为标。临床治疗可用腰痛四药（鹿角霜 9~15g、木香 3~6g、白术 9~20g、土鳖虫 6g）加香附 9~12g 治疗，有良效。

四肢关节病

1. 四肢麻木方：黑木耳 30g 水发开去杂质，核桃仁 30g（捣碎）、蜂蜜 30g，放碗内蒸熟，日 1 剂，2 次分服，连用 1~2 周。本方有祛风活血、消除肢体麻木之功。孕妇忌用。

2. 自拟肩周炎效方：生白芍 60g、炙甘草 15g、茯苓 20g、丝瓜络 30g、姜黄 6g、桑枝 30g、丹参 15g、当归 10g、僵蚕 10g、鸡血藤 30g、川芎 6g、佛手 3g，水煎服，日 1 剂，连用 1~2 周。

3. 上肢麻木偏方：黄芪 15g、赤芍 6g、防风 6g、丝瓜络 20g、姜黄 6g、桑枝 30g，水煎服，日 1 剂，连用数剂即效。

4. 坐骨神经痛方：狗脊 15g、炒杜仲 10g、怀牛膝 10g、薏苡仁 10g、木瓜 12g，水煎服，饮时兑黄酒适量为佳。

5. 下肢肿痛、灼热不适属湿热内阻、络脉不畅者，临床多用下方：龙胆草 10g、栀子 10g、丝瓜络 6g、忍冬藤 60g、地龙 20g、川牛膝 10g，水煎服，日 1 剂。本方对下肢静脉曲张、静脉炎、丹毒见上症者，效佳。

6. 小腿抽筋验方：炒白芍 30g、甘草 12g、薏苡仁 30g、怀牛膝 15g、木瓜 15g，临床上凡见小腿抽筋者，不问何病，用之即效。

骨质疏松症

1. 骨质疏松属中医"骨痿"范畴，其病以肾虚为本，与脾胃虚弱化源不足，肾失滋养；肝失疏泄，肝血不足，骨髓失养；瘀血阻络，筋骨微循环不畅有关。总之，肾精不足、肾气虚衰是骨质疏松发生的重要原因，治疗大法为补虚化瘀。

2. 骨质疏松所致腰腿痛方，以补肾壮骨、活血通络为法则，药用骨碎补、补骨脂、杜仲、续断、川牛膝、肉苁蓉、大黑豆、徐长卿、鸡血藤、当归、丹参、乳香、没药。

3. 临床对骨质疏松所致腰背痛，可用补肾壮骨、健脾益气、活血通络法治疗，常选药物有黄芪、当归、熟地黄、白芍、菟丝子、补骨脂，肉苁蓉、淫羊藿、丹参、鸡血藤、大枣，以此组方，随证加减效佳。

4. 治疗和预防原发性骨质疏松症、绝经后骨质疏松症，可选下列药物长期调治：龟甲、鳖甲、山药、熟地黄、当归、杜仲、续断、鹿角霜、狗脊、陈皮，根据病人情况结合四诊综合调治。

5. 骨质疏松症可用艾灸腧穴治疗，取命门补肾壮阳、培元固本、强健腰膝，肾俞益肾强脊，足三里健脾调中、扶正培元。三穴温灸，每穴每次 10 分钟，日 2 次，连续治疗可收一定效果。艾灸时注意艾条与皮肤的距离，以受灸者能忍受的最大热度为佳，注意不可灼伤皮肤。

6.治骨质疏松症不应忽视养肝血、舒肝气，中医认为肝藏血，肝血能濡养筋骨，肝血充盛则筋肉骨强，肝血虚则骨痿不用，临证养肝血当用味厚质润之品，如熟地黄、白芍、当归、枸杞子、阿胶、何首乌等；调肝气当用味辛善散、疏肝解郁入络之品，如柴胡、郁金、预知子、合欢花、橘络、丝瓜络、竹茹等。

足跟痛

1.足跟痛多因局部组织劳损和退变所致，西医多诊为"跟骨骨膜炎"或"跟骨骨刺"。中医认为该病多属肝肾亏虚，筋脉失养，复加风寒湿邪所致。临证可用逍遥散加骨碎补、夏枯草、桂枝、狗脊、怀牛膝治疗，可使肝肾得补、木气冲和、筋骨得荣、寒湿去除、筋舒痛止。

2.足跟痛便方：

（1）足跟痛可用丹参20g、怀牛膝15g、猫爪草20g，水煎服，药渣煎汤泡足。方中猫爪草化瘀散结、解毒消肿，对本病有特效。

（2）足跟痛亦可单用夏枯草50g、食醋2500ml先浸透，再加热浸洗患足20~40分钟，日2次，药可用3~5天，醋可连续用，一般3~5剂即见效。

（3）足跟痛二药紫丹参30g、怀牛膝30g，水煎服，日1剂，连服10~15剂有效。

（4）普通食醋2000~2500ml加热浸泡双足，对足跟痛、足跟皮肤干燥有效，每天 2~3 次，每次 20~30 分钟。

3.足跟痛敷乌梅醋，方法为：取乌梅适量去核，加入醋少许捣烂，再加入少许盐搅匀，敷在患处，用纱布盖好，再用胶布固定，日 1 次,能有效缓解足跟痛症状,坚持用半月效果最好。

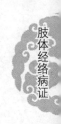

肢体经络病证

扫码领取

·学【中医理论】
·听【内科知识】
·背【常用歌诀】
·品【名医故事】

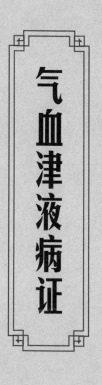

气血津液病证

汗证

1. 但头汗出临床常见，多因清阳不升、浊阴不降、卫阳不固所致；用补中益气汤加牡蛎、浮小麦、黄精、炒麦芽、生麦芽、桑叶、麻黄根治疗，收效好。

2. 热病过汗伤津致气阴两伤之重症，可用西洋参30g水炖，少量徐徐服之可防虚脱，若配麦冬益气生津效更佳。

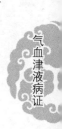

3. 凡遇自汗、盗汗兼见瘀血证者，按瘀血论治常收佳效，亦可随证加霜桑叶30g，或加生麦芽60g，或加熟地黄20g、麻黄根10g，均有著效。

4. 表虚自汗严重者可用下方：生麦芽60g、黄芪30g、白术15g、防风10g、浮小麦60g、麻黄根10g、牡蛎30g、桑叶30g、当归10g、陈皮3g，一般连用7~10天即效。

5. 治自汗，一日换衣衫数次，诸药无效者，可用黑皮大豆（黑豆）煮汤食之，每日50~100g，或用黑豆做豆浆，日饮数次亦可。此法来自民间，食黑豆可治暴汗。

6. 常有自汗出者桂枝汤治之，临证只要抓住这一核心症状，选用桂枝汤即可收效。

7. 临证凡因心血不足、肝血亏耗、虚热内生而汗出者，可取酸枣仁汤加减治疗，养心益肝而汗止；临证凡因心肾不足、阴虚火旺、脾胃失和而汗出者，可选黄连阿胶汤加减而获效，其功在滋阴降火、宁心安神，兼健脾和胃。临证凡因阴阳失和而汗出者常择桂枝汤加减治之，调和营卫而汗止。汗证均为阴阳失调所致，调和阴阳、阴平阳秘则汗出自止，汗证可愈。

8. 临证凡见产后、病后体弱，动辄汗出者可取桂枝汤治疗，常收良效。上述病证属营卫不和或气血不和者均可用桂枝汤。

9. 心在液为汗，气虚自汗可取仙鹤草 30g、太子参 10g、浮小麦 30g，煎水饮用有良效。

10. 根据中医汗血同源的理论，养心即可止汗。临床在辨证用药的基础上配合甘麦大枣汤，对自汗、盗汗均有较好疗效。

11. 临证对于各种心脏病患者出虚汗、久治不愈者，可取玉屏风散加山茱萸 30~40g。虚损之汗重用山茱萸可固真阴之气，心血可虚，虚火可静，故汗出改善矣。

12. 民间治疗汗证之验方 2 则：

方法 1：桑叶用米粥浸泡、晾干后，重用 30~60g，水煎服，日 1 剂，有收敛汗液之功。

方法 2：炒麦芽 60~90g，水煎服有疏达肝气、收敛汗液之功，对自汗、盗汗均有效。

13. 黄芪与五味子相伍气阴两补、收敛皮毛，可愈自汗。

14. 山茱萸 15g、桑叶 30g、牡蛎 30g 三药治体虚多汗有良效。临证常加入应证方剂中使用，屡用屡验，对气阴两虚汗出者，可与黄芪、白术、防风、仙鹤草、浮小麦同用。

肥胖

1. 中医认为肥胖症多为本虚标实之证，其发生与湿、痰、虚有关，故人们常谓肥人多湿、多痰、多虚。本病虚以气虚为主，可兼阳虚或阴虚，病位在脾、肾、肝、胆，临床以脾肾气虚为主，或见于肝胆疏泄失调；标实以膏脂、痰浊为主，常兼水湿、气滞、血瘀。

2. 临证对水肿、肥胖之人常食冬瓜对身体有益，冬瓜对防止肥胖、增进形体健美有良效。治疗肥胖症，可从清利湿热、调畅气机入手。临床可选大黄、荷叶、黄芩、生何首乌、焦山楂、泽泻，诸药随证加减，运用中医辨证思维进行调治，久服可收效。

3. 当归、赤小豆、荷叶三药相伍可活血降脂减肥，久服有一定疗效。

4. 白矾 2~3g、荷叶 12~30g 二药合用祛痰湿而减肥，与二陈汤合用疗效更佳。

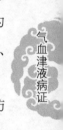

气血津液病证

消渴

一、糖尿病治疗

1.糖尿病的病机关键是体内有热而致机体功能亢进，代谢旺盛而出现一系列症状。早期可表现为肝胃郁热，后期多为阴虚燥热。控制血糖常用苦味和酸味之品，苦能清热、能坚阴、改善代谢而降糖，临证黄芩、黄连二药常胜任；酸味药能中和甜味故可降糖，临床常用药有白芍、炒酸枣仁、乌梅、石榴皮等。

2.临证预防糖尿病或治疗糖代谢紊乱患者，可从益气养阴、活血通络、化痰调气入手，常选药物有黄芪、西洋参、生地黄、黄精、苍术、玄参、补骨脂、黄连、干姜、石榴皮、乌梅、翻白草、水蛭、女贞子、陈皮诸药，可依据病情定用量，并粉碎为粗末，每次取药末15~20g用纱布包煎2次，每次10分钟，和匀服用，2~3月为一疗程。

3.临床对2型糖尿病的辨治可从益气养阴、健脾滋肾、活血化瘀入手，常收效。选用药物有黄芪、人参（或太子参）、制何首乌、桑椹、生地黄、佛手、枸杞子、女贞子、熟地黄、炒白芍、茯苓、焦山楂、红花、绞股蓝、水蛭，上药根据病情酌情定量，共为细末，用纱布包煎药粉15g，每次煮5~10分钟，煮2~3次和匀分服，这样取煮散法，节省药材，疗效满意，可在临床推广。

4. 临证诊治糖尿病不论何种情况，一定要细辨脾、肾之不足，土生万物，肾滋五脏。若因化源不足可用太子参、苍术、知母益气养阴健脾；若因真水不足则应重点补肾，务必使阴气渐充、精血渐复，则病转愈，临证以生地黄、山药、山茱萸滋阴健脾以治之。肝藏血主疏泄，治糖尿病不可忽视肝脏功能的疏调，临证可用夜交藤、合欢皮、佛手、香橼、枸杞子、桑椹疏肝解郁、理气养肝，育其体、助其用以增疗效。

5. 糖尿病属中医"消渴"范畴，当下糖尿病患者以肥胖者居多，以三消（上消以口渴为主，中消以消谷善饥为主，下消尿多、尿频或小便混浊）症状就诊者较少，许多病人找中医就诊时就已出现并发症。气虚、阴虚、燥热、瘀血为基本病理因素，益气养阴、清热化瘀为主要治疗原则，常用益气养阴药有黄芪、人参、党参、西洋参、生地黄、沙参、女贞子、墨旱莲、山茱萸等，化瘀通络药常选水蛭、大黄、丹参，清热药常选黄连、马齿苋、蒲公英、紫花地丁等，辨证用药可收疗效。

6. 临床已证实糖尿病的发生发展与肝气失于条畅、气机升降失常有关，柴胡、佛手、郁金多为首选。

7. 消渴病初期多见舌质红、苔薄黄，提示肺胃热盛；患病日久见舌质淡或淡红舌、苔薄白或苔少，提示肺脾气虚；若见舌暗红、苔黄腻，提示脾胃湿热；若见舌淡红、苔薄白或薄黄或见苔花剥，提示气阴两伤；若见舌质淡、体胖有齿痕、苔腻者，提示痰湿不化、脾虚湿阻；病久舌质暗红、舌有瘀点瘀斑或舌下络脉青紫者，提示久病络阻、瘀血阻碍气机。若消渴久治不效，要注意津液亏耗问题，舌现裂纹多主阴液亏损，舌质红绛多主内热伤阴。

8.糖尿病初期病机多为脾胃郁热，可用白虎汤合黄连解毒汤治疗；中后期多为肝肾不足，可选金匮肾气丸合降糖三药（佛手、枸杞子、桑椹）治疗。治糖尿病要从脾、肺、肾、肝四脏入手，调养肝脏宜贯穿本病的始终。

9.临证对糖尿病初期血糖偏高、体胖乏力、胸脘不适、便黏不畅、苔腻属脾虚湿盛者，可用下方治疗，常用药为黄芪、党参、白术、苍术、茯苓、草决明、荷叶、虎杖、山楂、黄连、干姜、乌梅、石榴皮、翻白草等。

10.《黄帝内经》提出："肥者令人内热，甘者令人中满，故其气上溢，转为消渴。治之以兰，除陈气也。"目前临床治疗消渴多重视清热润肺、补气养阴、清胃泻火、活血化瘀，而忽略芳香行气、化湿祛浊。临床证明苍术、陈皮、藿香、佩兰、竹茹、枳实、茯苓、薏苡仁、通草等芳香化浊祛湿的药物，不仅可控制血糖，而且对改善肥胖、高脂血症也很有益处，对此上海王庆其教授临床颇有心得，可作为临床参考。

11.临证治疗消渴，上消从肺热津伤入手，中消可按胃热炽盛清之，下消可按肾虚论治。消渴症之本在气虚、阴虚，标可见燥热、瘀血、痰浊、肝郁、湿热、痰湿等，临证时要分清标本，辨证治之。在治疗时，选择适当对药加入应证方药中可提高治疗效果。临证时，上消选麦冬与西洋参、黄芩与天冬，中消选熟地黄与生石膏、知母与黄连，下消选生地黄与怀牛膝、玄参与肉桂。亦可选用降糖四药（黄连、干姜、石榴皮、乌梅）或降糖三药（枸杞子、佛手、桑椹）均能收到效果，牛蒡子与降糖四药（黄连、干姜、乌梅、石榴皮）同用降血糖作用突出，对减少尿蛋白有效。药对和药组体现了组方原则和诊治思路，对治疗不同证型消渴可起到重要作用，可在实践中探索。

12. 在糖尿病临证辨证分型时最常见的证型是气阴两虚兼血瘀，治疗原则为益气养阴、活血化瘀，收效可靠。常选药物有黄芪、葛根、生地黄、丹参、麦冬、天花粉、三七粉、马齿苋、丝瓜络等。

13. 现代药理学证实苍术、葛根相配可降血糖，黄芪、山药相配可降尿糖。

14. 现代药理研究证实，许多中药具有降糖活性，临床在辨证论治的基础上，结合现代药理药化，组方遣药有降糖作用的中药，常可提高治疗。如清热常用知母、黄柏、黄连、生地黄、玄参、紫草等，养阴常用麦冬、玉竹、黄精、女贞子、枸杞子等，益气常用黄芪、人参、山药、白扁豆等，芳香化湿用苍术，淡渗利湿常用茯苓、猪苓、泽泻、冬葵子、薏苡仁、玉米须等，散瘀常选三七、炒蒲黄、茜草、藕节、墨旱莲、槐花等。

二、糖尿病并发症

1. 糖尿病视网膜病变多为阴虚精亏、目窍失养，治宜养阴行血，常选药物为石斛、白芍、赤芍、草决明、女贞子、黄精、茺蔚子等，随证加减常收一定效果。

2. 糖尿肾病也可称为消渴肾病，属中医"消渴""水肿""尿浊"等范畴，病位在肝、脾、肾，尤以肾脏受累为主，病机不外脾肾气阴两虚、瘀阻络脉，治疗以益气养阴、活血通络为主，常选药物有黄芪、山药、生地黄、葛根、枸杞子、麦冬、丹参、当归、地龙、水蛭、山茱萸等，加桂枝 2~3g 可通阳化气和营，有"少火生气"之意。

3. 糖尿病肾病治疗可从微循环考虑，病初期多为阴虚，继而气阴两虚，终则瘀血阻于肾络，络脉瘀阻而渐变生诸证，治宜益肾活血、通达肾络、调畅气化，坚持调理常收效。临证选药途径为健脾益气取生黄芪、太子参、茯苓、山药等，滋补肾阴择熟地黄、山茱萸、女贞子等，活血养血可用当归、赤芍、牡丹皮、益母草、丹参、水蛭等，其中水蛭用粉善通肾络消除络阻之瘀，益肾降浊可用泽泻、泽兰，排尿毒降浊可用大黄、虎杖、土茯苓。

4. 糖尿病肾病初期多为气阴两虚、阴虚燥热煎熬血液，气虚不能行血，则瘀血阻脉，久病入络形成肾络瘀阻，治宜益气滋阴、清热润燥、活血化瘀、通络降浊，可选药物有黄精、泽泻、山楂、荷叶、生地黄、玄参、麦冬、天花粉、黄芪、丹参、红花、当归、川芎、泽兰、益母草、姜黄等，诸药有改善肾功能、降低尿蛋白、调节血脂血糖、降低血液黏稠度、改善血流变异常的作用，对控制病情发展有帮助。

5. 黄芪、生山药、生地黄三药合用可收益气养阴之效，糖尿病病人用之较好。若糖尿病肾病患者可在此基础上，加入活血化瘀之桃红四物汤和清利湿热之泽泻、泽兰、虎杖、益母草、白花蛇舌草等，长久调治可防止病情发展至慢性肾功能不全，随证遣方用药则可达预期效果。

6. 糖尿病合并下肢动脉闭塞症为疑难病之一，临证可从益气化瘀入手进行调治，常选药物有黄芪、桂枝、牡丹皮、黄连、石榴皮、乌梅、炮姜、丝瓜络、马齿苋、蒲公英、川牛膝、忍冬藤等。

7. 糖尿病患者若出现周围神经病变，表现为夜间肢末麻木疼痛影响入寝者，可用生地黄、佛手、桑椹、枸杞、赤芍、鸡血藤、僵蚕、地龙、黄连等为主组方，肢端冷凉加川芎、桂枝，肢端灼热加牡丹皮、蒲公英。坚持服用则可收效。

8. 糖尿病患者出现周围神经病变者可在西药控制血糖的基础上配合中医补气养阴、化瘀通络法，常收效。选药有黄芪、丹参、马齿苋、竹茹、橘络、丝瓜络、生地黄、山药、赤白芍、三七、佛手等。

9. 糖尿病还未出现手足四肢麻木发凉等感觉异常，多是由于气血亏虚、络脉郁阻，致使经络、肢体失去温养而出现上症。中医认为"气虚则麻，血虚则木"，治宜养血活血通络。常选方有补阳还五汤合四藤汤。

10. 丝瓜络为一味平淡易得之品，有活血通络、畅达气机之功效，能助脾散精以营养周身。笔者以丝瓜络为君，马齿苋为臣，桑枝、桂枝、佛手为佐使，治疗糖尿病见肢体麻木者有良效。

11. 糖尿病患者肢体末梢循环障碍出现手足麻木者，可用荣络通脉法治疗，常用药物有穿山龙、夜交藤、怀牛膝、马齿苋、丝瓜络、橘络、佛手、地龙、全蝎、黄芪、当归、玄参、葛根、水蛭等，本方对糖尿病周围血管病既可治疗又可预防。

12. 糖尿病患者皮肤瘙痒，可用玉女煎加地肤子、马齿苋、刺蒺藜、防风、蝉蜕。其治则为清肺胃之热、养阴润燥、祛风止痒。

三、糖尿病兼证

1. 知母与生地黄相伍可治糖尿病病人咽燥口干引饮、善饥多尿；金银花、知母合用可治糖尿病多发疮疖。知母可清上、中二焦之火，又可泻下焦肾火，中医有知母"清三焦虚实热邪"的说法。

2. 消渴患者口干欲饮、舌红少苔者，天花粉、石斛滋养胃液可治之。

3. 糖尿病日久，若见恶心呕吐、口渴欲饮、饭后胃脘痞满、胃脘有振水声者，与《金匮要略》"胃反，吐而渴欲饮水者，茯苓泽泻汤主之"相吻合。常用方：茯苓 20~40g、泽泻

10g、甘草 6g、桂枝 6g、白术 9g、制半夏 9g、厚朴 6g、生姜 3 片，水煎服，日 1 剂。

4.糖尿病患者多汗可用黄芪 30~60g、当归 6~12g、川芎 6~10g、地龙 15~20g、桃仁 9~12g、红花 9~15g、太子参 9~15g、麦冬 10~20g、五味子 6~9g、桑叶 30g、仙鹤草 30g，水煎服，日 1 剂，连用 10~14 剂可收佳效。老年性糖尿病多汗，中医属气阴两亏、瘀血内郁之证，治宜益气、活血通络、养阴敛汗。

5.糖尿病兼见夜间少寐者可取夜交藤、鸡血藤、黄精、丹参四药加入应证方药中，有改善睡眠的良好作用。

6.糖尿病患者兼见慢性腹泻者，可用七味白术散加当归、熟地黄、黄连、干姜治疗。

7.临证凡遇糖尿病患者兼见便秘，治疗时宜从补气健脾、润肠通便入手，用药时要注意辅以养血滋阴、生津润肠，这样疗效好。常用药物有黄芪、桑椹、枸杞子、佛手、陈皮、火麻仁、生地黄、桃仁、瓜蒌、枳壳、生何首乌、白芍等，用药和剂量要结合患者情况酌情选择。

8.糖尿病患者便秘与肾、脾、肺、大肠密切相关，其治疗要围绕"燥""结"二字，采用润通之法治疗常收佳效。补益肾阴肾精、增液行舟可选生地黄、玄参、麦冬、肉苁蓉、黄精、怀牛膝，清肝润肠可选虎杖、决明子同用，活血润肠可用当归、瓜蒌、桃仁、郁李仁、苦杏仁，降气通便用炒莱菔子、枳壳，亦可加知母滋阴降火、紫菀通肺开上窍通下窍而便畅。以上药为主组方可随证应用。

四、糖尿病临证方药

1. 当归六黄汤为东垣方，药物有生地黄、熟地黄、黄芩、黄柏、黄连、黄芪、当归。该组方滋肾水、泻三焦、益气生血、护脾胃，可以此方合降糖三药用于糖尿病的治疗，常收佳效。

2. 自拟胖人消渴方：黄芪 30g、虎杖 20g、天花粉 15g、僵蚕 10g、牡丹皮 10g、丹参 10g、赤芍 10g、制何首乌 10g、陈皮 6g、玫瑰花 6g，水煎服，日 1 剂。本方可用于肥胖之人见血糖偏高者，久服有效。本方可粉碎成粗末，每天 12g，加水 500ml，先浸泡 20 分钟，再水煎 5 分钟，过滤，2 次分服。服用方便，可久服。

3. 临床实践已证明，选用苦酸辛之品治疗糖尿病，可收苦酸制甜、通调气机的作用。笔者用黄连 12~15g、干姜 3~6g、石榴皮 10g、乌梅 10~15g、大黄 3~6g，治疗糖尿病有效。

4. 糖尿病患者以尿糖偏高为主者，黄芪配山药有效；血糖偏高为主者，玄参配苍术效佳。

5. 马齿苋有降糖作用，临证对未服过西药治疗或得病不久的糖尿病有良效。方法是马齿苋鲜品 200~300g 或干品 60~100g，水煎服，日 3 次，连用 7~30 天。

6. 黄芪与牛蒡子相伍有健脾益气、清热养阴之功，可治疗糖尿病证属肺脾燥热、气阴亏耗者。

7. 鲜石榴叶 10g 代茶饮可防治糖尿病，方便易得可用之。

8. 鸡内金有降糖作用，此为江苏民间单验方。用法：将鸡内金焙黄研粉，每次 2~3g，白开水冲服日 3 次。

9. 苍术与玄参相伍能降血中伏火，有降血糖之功。治糖尿病多选甘寒之品，伍苍术既能有效地除湿化滞，又可避免甘寒滋腻之品损伤脾胃。

10. 淫羊藿与枸杞子相伍既可益阴敛阳，又可补虚生津，有良好的酸甘化阴作用，可用于糖尿病的治疗。

11. 新鲜玉米须 30g 水煎代茶饮有解毒利尿、降压保肾之殊功。新鲜的玉米棒（带须、带皮且快成熟的玉米）煮水饮用，有预防糖尿病的作用。

12. 僵蚕为心、肝两经之要药，有降血糖之功，对糖尿病引起的手足麻木有效。

五、糖尿病茶饮、食疗

1. 消渴茶饮方（笔者经验方）：翻白草 20g、枸杞子 3g、西洋参 1g、蒲公英 6g、玉米须 30g，用开水冲洗 20 分钟后，将水全部倒出，慢慢饮用，喝完再冲泡，可重复冲泡多次，一般以 3~5 次为宜。

2. 翻白草 20g 代茶饮可治消渴。

3. 糖尿病偏方：猪胰脏 10g，切薄片洗净，置沸水中烫过后即食，日 1 次，连用 1~2 周。

4. 糖尿病食疗方：玉米须 50g（纱布包）、天花粉 9g、

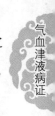

气血津液病证

生地黄 9g、淮山药 15g，同煎煮 20~30 分钟，去玉米须将药渣食掉，饮汤，日 1 剂，连用数周。

5. 糖尿病食疗方：鲫鱼 250g 收拾干净后，鱼腹内加入枸杞子 10g、黄精 10g、当归 3g，放锅内小火清炖，不加其他佐料，不加盐，就餐食之，1 周吃 2~3 次为好。

6. 糖尿病食疗方：猪胰脏 2 条、淮山药 30~60g 加清水适量煎煮，饮汤食渣，分 3~4 天服。平时可适当食用南瓜、洋葱头、薏苡仁、苦瓜，适量做菜或多食代饭。以上方法对消除本病症状、降低血糖有一定帮助。

六、糖尿病名家经验

1. 叶天士收集秘方玉泉散可治消渴病。处方：葛根 9g、天花粉 9g、麦冬 9g、生地黄 9g、甘草 3g、五味子 3g、糯米 9g，水煎服，日 1 剂。

2. 张锡纯先生认为"消渴一症，古有上、中、下之分，谓其症皆起于中焦，而极于上下。"临床观察证实，脾病为消渴之源，治消渴当先理脾治脾即治本，健脾化痰为大法。可重用黄芪 20~30g，大补脾气；用瓜蒌、竹茹化痰，与黄芪相伍脾健痰化；枳实与竹茹相伍消积化浊，消除七情失调所致郁火；葛根生津升阳；仙鹤草、太子参扶正气、育阴降浊；佛手、枸杞子、桑椹疏达肝气、益肾养肝而固本。以上思路可综合于一方，作为治消渴效方，随证治之，常收良效。

▼ 血证 ▲

血小板病证

1. 血小板减少症属中医"虚损"范畴，临证可取补中益气汤减当归加黄精、生地黄、虎杖、鸡血藤、淫羊藿治疗，可收效，该方功用为益气养血、升发脾阳。

2. 血小板减少、皮下出血明显者可用牡丹皮 30g、仙鹤草30g、藕节 15g、茜草 6g、白茅根 30g、槐花 10g 治疗，加入应证方药中药效肯定。

3. 血小板减少症应用活血化瘀药可择三七、丹参、鸡血藤、虎杖、仙鹤草。

4. 治疗血小板减少性紫癜可在应证方药中加升麻、虎杖二药，有明显升高血小板的作用，若与仙鹤草、鸡血藤相伍疗效更佳。

5. 升血小板方：仙鹤草 30g、墨旱莲 15g、虎杖 20g、生地黄 30g、鸡血藤 30g、炒白芍 15g、陈皮 6g，水煎服，日 1 剂，久服有效。此方为笔者自拟方。

6. 放疗或化疗后致骨髓抑制，出现血小板减少，可从脾、肾入手，用益气养血、滋阴补肾法可效。临证可选

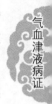

黄芪、党参、黄精、当归、女贞子、墨旱莲、生地黄、虎杖、仙鹤草、何首乌、枸杞子、山药、炒白术、薏苡仁、茯苓、陈皮组方治疗。补脾益肾则先后天之精充实，气血生化之源不竭，久服诸药又可促使血小板再生功能的恢复。

7.临床实践证明：生地黄重用 30~40g、虎杖 15~20g、鸡血藤 20~30g、仙鹤草 20~30g、木贼草 10g、制何首乌 10g、生甘草 6g，诸药组方有升高血小板的作用，可治疗血小板减少症。

8.虎杖、紫草、牡丹皮、连翘、党参、甘草合用有升高血小板的作用。

9.茜草炭、藕节、大枣、白茅根相配有止血和升高血小板的作用。

10.临床治疗原发性血小板增多症可在应证方药中加水蛭 6g、刘寄奴 12g，常收良效。

高脂血症

1.临证治疗高脂血症可从"痰浊"与"瘀血"方面入手进行调治，健脾化痰为其治则。因为痰成于脾也化于脾，痰的成化关键在脾的正常运化与否。健脾化痰可用党参、白术、茯苓、清半夏、甘草、橘红、炒莱菔子、焦山楂、神曲。现在中医界对"高血脂为血中之痰浊"已达成共识。

2.临证高脂血症患者多见体形肥胖，伴有胸闷、气短、心悸、眩晕、头痛、肢体麻木，舌暗红苔多白腻或黄腻，舌下络脉青紫，脉多沉细或见细涩，取大柴胡汤可收化痰祛瘀、通腑泄浊、调和气机、通畅脉道之效。

3.高脂血症患者可用生大黄粉治疗，生大黄300g研细末，每日1g，分3次饭前开水冲服，连用2~3月可达降血脂的目的，经临床验证本方确有疗效。本方常服有抗衰老、降脂减肥、增加排毒之功效，中老年体态偏胖者尤适宜。

4.高脂血症五药：何首乌20g、草决明15g、丹参15g、生山楂10g、泽泻6g，水煎代茶饮，连服2月后，停药1月，然后继续服用，安全有效。中医认为高脂血症与肝肾阴虚、瘀血阻滞和痰湿内阻关系密切，诸药相伍可滋肝肾、化瘀血、降湿浊而收效。

5.临证对于体胖食量超常人而见血脂异常升高者，可用熟地黄、焦山楂、荷叶、制何首乌、桃仁、刘寄奴、泽泻、大黄治疗。

6.健肝汤（柴胡、白芍、焦山楂、栀子、红花、瓜蒌、甘草）加绞股蓝、虎杖、茵陈、丹参、荷叶可用于高脂血症的治疗，坚持久服有降脂之功，无不良反应，疗效可靠。

7.降脂效方：

一方：焦山楂20g、丹参15g、三七粉（冲服）3g，水煎服。

二方：泽泻20g、丹参15g、制何首乌10g、山楂10g、决明子10g、郁金10g、绞股蓝10g、荷叶20g、莪术3g，水煎服，日1剂。用本方后如无不良反应，久服常可收良效。

8. 夏枯草、郁金、丹参有活血化瘀、软化血管、降低血液黏稠度之功，临床三药可用于高脂血症治疗。

9. 虎杖、山楂、草决明、苍术、白术诸药合用可祛血中之脂浊，对老年高脂血症有良效。

10. 草决明与荷叶相配祛浊降脂，山药与山楂相伍健脾消食、降压、降脂，有良效。

贫血

1. 缺铁性贫血属于中医"血虚""血亏"范畴，治疗上以补血为主，调理脏腑涉及脾、肝、肾，因脾生血，肝藏血，肾藏精。治疗本病用药时要注意以下几点：

（1）常用方剂有当归补血汤、人参养荣汤、归脾汤、八珍汤等，但方中当归用量不可过大，便溏者尤要注意；脾胃虚弱者方中熟地黄应用时可佐砂仁、陈皮、鸡内金、莪术，以免碍胃，影响消化功能。

（2）应用养肝补肾方剂可选六味地黄丸、一贯煎。饮食荤素搭配，多喝小米粥为好。

2. 临床对于慢性贫血病人，要注意调理脾胃，使胃纳脾运功能得以恢复，这样可以后天补先天，而且脾胃功能正常，可使气血生化有源，使贫血状况得以改善。治疗此症，刚燥之药常伤阴、阴柔之品易腻膈妨碍运化，故可选气味中和之六君子汤补益脾胃、滋助化源、益养气血最为适宜，再加入小剂量当归、白芍效果更佳。

3. 贫血患者多见食欲不振，可用三七 3~5g，炖小鸡 1 只，汤肉食之，常收佳效。临床证实三七有健胃助消化的作用，可参考应用。

4. 临证对化疗所致的白细胞减少、贫血等骨髓抑制表现，可用补中益气汤加女贞子、墨旱莲、制何首乌、鸡血藤、虎杖、淫羊藿、黄精治疗，可缓解西药不良反应对机体产生的损害。补益脾肾为重要法则，坚持服用，方有良效。

5. 复方阿胶浆为一种中药复方制剂，由阿胶、党参、人参、黄芪、山楂、枸杞子、白术等药物组成，临床可广泛用于各种原因导致的贫血、白细胞减少、血小板降低、免疫机能降低等症，均有疗效。

淋巴结病证

1. 坏死性淋巴结炎属中医"痈疽""痰核"范畴。本病以反复发热、局部淋巴结肿大为临床表现，抗生素乏效，西医多用激素治疗且常易复发。中医辨证属热毒内蕴、痰浊结聚，治宜清热解毒、化痰浊、散结聚。处方：白头翁 30g、夏枯草 30g、玄参 30g、皂角刺 20g、紫花地丁 20g、连翘 20g、昆布 30g、甘草 10g、僵蚕 15g、木贼 15g、紫苏子 15g、炒麦芽 15g，日 1 剂，水煎 2 次，早晚饭后分服。

2. 民间治疗淋巴结肿大方（颈部淋巴结核）：夏枯草 50g、白头翁 30g、陈皮 10g，可加适量红糖，水煎代茶频饮。

本方对病程长，破溃不愈者有效。本方疏达肝气、化痰祛瘀、软坚散结，故收效迅速。

3.猫爪草软坚散结，常用量为 10~20g，与连翘 30g、柴胡 6g 同用，对颌下淋巴结肿大有特效。

4.白头翁有活血散结之功效。颈部慢性淋巴结炎，可用本药 30g 水煎服，服药时入红糖 10~20g 兑服，连用 10~30 天有良效。

5.颌下淋巴结肿大可取蒲公英 30~60g、连翘 20~30g 加入小柴胡汤中，有奇效。

尿血

1.尿血一症，痛者为淋，不痛者为尿血，尿血多因于火。临床有虚实之分，实证尿道灼热疼痛，尿色鲜红，治疗用治肾六药加大黄炭、栀子炭治疗；虚证病程久，缠绵不愈，尿色淡红伴腰酸，治疗用六味地黄丸去山茱萸加女贞子、墨旱莲、大蓟、小蓟、血余炭治疗。治病必求于本，不可见血止血，徒劳无功矣。

2.临证凡遇肾性血尿可从阴虚血热论治，常收效。查其舌可见舌红或淡红、舌体瘦小、舌苔少或舌光无苔、脉细数者为阴虚；若见舌红苔薄黄或苔黄腻、脉滑数或弦数者为湿热。肾性血尿往往既有阴虚又有湿热，治疗棘手，若从益气育阴、清解湿热入手可效，常选治肾六药加女贞子、墨旱莲、太子参、穿山龙、甘草治疗。

3.慢性肾炎所致血尿可取藕节 15g、淡豆豉 30g，治之常效。

4. 熟地黄、知母、麦冬、怀牛膝、白茅根相互为用，可治疗无痛性血尿，证属热蓄下热、损伤血络者。

5. 紫菀一药重用30g，对尿血有效，其理待探讨。

6. 鹿衔草与白茅根同用，治尿血有良效。

7. 用海螵蛸、茜草治崩漏之法治疗尿血，常收佳效。

8. 赵玉庸老师治疗肾小球性血尿（即尿血）效方：黄芪15g、玄参10g、土茯苓15g、丹参10g、地龙12g、僵蚕10g、乌梢蛇13g、小蓟15g、槐花15g、白茅根15g、茜草15g、海螵蛸15g、三七粉3g，咽干、咽痛、发热或扁桃体肿大加板蓝根、金银花、连翘；腰膝酸软、五心烦热者合六味地黄汤；倦怠乏力、纳少、舌有齿痕者加太子参、茯苓、白术等，日1剂，水煎2次，和匀分2次服。尿血的病机有三：热伤血络；气不摄血；离经之血留滞体内形成瘀血。本病缠绵难愈，病久入络，本方可治疗多种慢性肾脏疾患，临证可做参考。

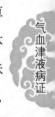

▌郁证▌

1. 郁证的治疗：病初重在疏肝理气调畅心气，可用柴胡疏肝散加减治疗，烦躁加龙骨、牡蛎，血瘀合血府逐瘀汤，心悸合定悸三药（龙眼肉、茯苓、龙骨），痰火扰心可合温胆汤。病人贵在养血柔肝、调和五脏，可用夜交藤预知子汤合甘麦大枣汤加三芍治疗，常收奇效。辅以"话疗"可收佳效。

2. 临证治疗郁证时可在应证方药中适当选用花类药物，如玫瑰花、玳玳花、合欢花、红花等。因为花类药物大多药性轻清，性味平和，同时处方中有带"花"字药，本身就有心理治疗的寓意，花能升清，花能解郁，花类药物长于疏理气机、调营和血，既可散肝郁，又能醒脾气，方中少佐花类药品常收"四两拨千斤"之效，可在实践中体味。

3. 临证治郁证首先要调达气机，中医认为肝失疏泄，主要表现在气机不畅方面，临证多选青皮、枳壳、香橼、佛手、陈皮等性味平和、理气不伤阴之品，使气行血行、气血畅达、郁滞自开。笔者多用逍遥散加以上诸品治疗郁证，获效较理想。

4. 临证治疗郁证常选逍遥散、半夏厚朴汤、小柴胡汤三方，依据情况辨证遣方，肝郁血虚者以逍遥散为主方治疗，痰气郁滞、咽喉不利者以半夏厚朴汤为主方治疗，气机失畅、胆经郁热者以小柴胡汤为主方治疗。但郁久化热往往伤正气，治郁时不可一味理气解郁，要注意适当益气为宜。正如《黄帝内经》所谓："少火生气"，气机流畅则五脏安和。

5. 临证对于抑郁症见便秘者即可选小承气汤逐肠胃积滞，清热除烦；取酸枣仁汤养血柔肝，二方合用有效。

6. 临证凡见情绪低落、焦虑不安、大便溏稀、小便不利、面目浮肿、舌暗淡、体胖者，均可用小柴胡汤合五苓散加莲子治疗，常收良效。

7. 治郁原则为疏肝养心、安神定志、调畅气机、形神统一、精神内守。舒心五药方：当归9g、牡丹皮9g、玫瑰花6g、玳玳花6g、橘叶6g，对情绪不稳、郁郁寡欢者，可水煎代茶饮，能宽心、提神、释怀、令人喜悦。

8.慢性疼痛病人合并抑郁症者，可用逍遥散加牡丹皮、栀子、延胡索、橘叶治疗，常收佳效。

9.临床实践发现，三棱、莪术、郁金三药合用可治郁证见心烦抑郁脘腹胀闷者，加栀子、淡豆豉可除烦平稳情绪，加生麦芽疏肝健脾，诸药组方可治心脉瘀阻、久治不愈之口干舌燥症。郁证初期用逍遥散加味治疗，郁证日久气机郁滞用上五药可效。

10.当归、白芍合用有稳定情绪的作用，对情绪波动不稳者可取二药养血柔肝、调和情志，常收佳效。

11.紫苏叶6~10g代茶饮有和胃镇静之功，能使人的心情舒畅，精神安定。

12.临证凡以睡眠障碍、头晕、乏力、食欲欠佳等来诊者，均要注意舌诊变化，凡符合舌红苔腻舌象者，即可考虑湿浊、湿热为患，进行药疗，辅以"话疗"，可收良效。

13.诊治抑郁症患者时，一定要注意观察其眼神中有无哀伤、抑郁的目光，只要留心即可从患者眼神中读出"文章"。望诊时若患者眼中有泪水出、眼神哀伤者，此人必有悲伤之原因，若细细剖析，患者即会吐露真情，之后循循开解之。

14.梅核气病人，用诸药少效见胸脘痞闷、嗳气时作、性情急躁、痰黄口苦、尿黄、舌红，证属肝火夹痰、上逆咽喉者，可用下方：全瓜蒌20g、清半夏10g、茯苓10g、郁金10g、紫苏梗6g、刺蒺藜9g、黄连6g、佛手6g，水煎服，日1剂。

15.治梅核气应养阴清热、消肿散结、化痰利咽。临床可用半夏厚朴汤加乌梅、威灵仙、升麻、玄参、浙贝母、连翘、桔梗治疗。

16.梅核气验方：茯苓9g、厚朴6g、紫苏叶3g、紫苏梗3g、清半夏6g、海藻30g、水蛭6g、乌梅5g、玄参10g、赤芍3~6g、海浮石6~12g，水煎服，日1剂。

17.梅核气患者：

（1）见舌质正常或偏红、舌苔黄厚腻者，半夏厚朴汤为首选，应用时加炒莱菔子、焦三仙，效更捷，舌苔消退为佳兆。

（2）若见舌红少苔属气郁阴亏，可用疏肝调气五药（炒香附、郁金、栀子、神曲、苍术）加沙参、玄参、麦冬治之。

（3）若见舌质偏红苔薄黄多属气郁夹痰热，可用疏肝调气五药加预知子、木蝴蝶合温胆汤治疗，均收良效。

· 学【中医理论】
· 听【内科知识】
· 背【常用歌诀】
· 品【名医故事】

扫码领取

其他

痛风

1.临床实践已证实，痛风的发病，饮食不节是重要诱因，夏日受凉也是不可忽视的发病因素，脾运健旺则湿热浊邪可化除，故痛风之症少有复发矣。

2.痛风的治疗原则为利湿、清热、通脉。痛风属于中医"痹症——热痹"范畴，临床观察多属正气不足、饮食不节、寒湿失调，湿热内蕴，关节痹阻，常见临床分型有湿邪偏盛和热邪偏盛两种。

3.急性痛风性关节可取当归拈痛汤加萆薢、土茯苓、虎杖治疗。对关节肿痛者可用生栀子、大黄各等份研粉，用蜂蜜调糊外敷，用油纸盖贴保湿，外用纱布包扎，日换药 1 次。

4.痛风急性期关节肿痛明显时可用下方治疗：当归 30g、赤小豆 30g、虎杖 20g、萆薢 10g、土茯苓 30g、苍术 6g、黄柏 6g、川牛膝 10g、金钱草 20g、车前草 20g。

5.治疗痛风取清热解毒利湿之品，如大黄、车前草、泽泻、牛膝、防己、萆薢、土茯苓等，可缓解关节红肿热痛症状，待症状缓解后则需从补肾化浊入手。临证可用六味地黄丸加土茯

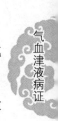

气血津液病证

苓、萆薢、虎杖、车前草治疗。

6. 治疗尿酸高偏方 2 则：

（1）化验结果尿酸高，关节无肿痛者可取金钱草 15g、车前草 15g，水煎代茶饮 1~2 月，有较好效果。

（2）尿酸持续不降，明确诊断为痛风，见关节肿痛、行走受限者可取百合 30g、车前草 60g 二药，水煎服，日 1 剂；或代茶饮；或将二药加入应证方药中久服，常收可靠疗效。

7. 金钱草 15~30g、车前草 15~30g，每天煮沸后代茶饮。二药可促进尿酸的排泄，还能清除尿酸盐结晶，有治疗和预防痛风的作用。

8. 药理研究已证实，丝瓜络有明显的抗炎镇痛作用，其有效成分能有效地促进尿酸排泄。取丝瓜络 30~50g 煮水当茶频频饮之，日 1 次，可预防和治疗痛风。

9. 痛风病人忌口很重要，患本病者应不食动物内脏、鱼、虾、禽类、豆类食品，忌酒、咖啡、浓茶等。

10. 痛风病人可适当多食下列蔬菜：大白菜、芹菜（连根、叶、茎）、土豆、白萝卜。

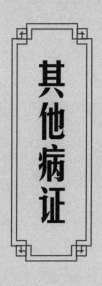

其他病证

甲状腺病证

一、甲状腺功能亢进症（简称"甲亢"）和甲状腺功能减退症（简称"甲减"）

1. 临证凡遇甲亢病人动辄汗出、五心烦热者，可取当归六黄汤合逍遥散加夏枯草、猫爪草、浙贝母、山慈菇、玄参、牡蛎、地骨皮治疗，诸药集滋阴清热、益气散结、疏肝解郁于一方，服之有效。

2. 对于甲亢的治疗，用药应把调达气机、和调脏腑放在首位，这样可以调节机体免疫功能，稳定内环境而收效。甲亢病因不外六方面，即虚、气、瘀、痰、湿、郁，其病位在心、肝、脾、肾，常用治法有益气养阴、疏肝理气、化痰散结、凉血散瘀、柔肝息风、益气健脾等。常选方剂有生脉饮、逍遥散、温胆汤等。含碘量多之药物如海藻、昆布等早期可选用，但不可久用。临证可选夏枯草、山慈菇、猫爪草、浙贝母等药以清痰热、散郁结。

3. 临证治疗甲亢者，可选用逍遥散加猫爪草、浙贝母、山慈菇，但要依照病人实际情况，结合四诊随证治之。

4. 甲亢、甲减的辨证论治重在调肝。甲亢为肝的升发疏泄太过，甲减则为肝的升发疏泄不及。治甲亢以平肝阳为主，辅以清心火、滋肾水、健脾胃，调其兼证和变证；治甲减以疏肝通阳为主，辅以健脾胃、温肾阳，填精生髓以助升发疏泄；从肝论治，疗效显著。

5.山慈菇与玄参相伍有滋阴凉血、泻火解毒、软坚散结之功，临床上二药合用可治颈部肿块，二药为甲亢、甲状腺肿大常用药对，笔者对单纯甲状腺肿取二药加白头翁30g水煎服，红糖10g为引，服之有效。

二、甲状腺结节

1.甲状腺结节的成因多因禀赋不足，复因情志所伤，肝气郁滞化热伤阴，又因气虚、气滞等导致，血瘀痰凝于颈部而为病。临证对于甲状腺结节的治疗可从"瘿病"入手。常用软坚化痰药物有夏枯草、浙贝母、海浮石、山慈菇，理气疏肝可用逍遥散加香附，调补气血择黄芪、党参，育阴化痰消积可用白芍、赤芍、沙参、玄参、白芥子、莪术等。笔者常在应证方药中加入白头翁、土茯苓疏达肝气、攻毒消瘿，收效可靠，可资参考。

2.临证治疗甲状腺结节可取猫爪草、夏枯草、郁金、浙贝母、山慈菇，诸药清火开郁、散结消肿，在此基础上用逍遥散养肝血、疏肝郁，坚持服用，均有效。

3.治疗甲状腺结节可根据病情适当选用以下对药。消痰以海浮石、猫爪草合用，海浮石可消积块、化老痰；猫爪草可治颈部瘰疬结核。理气多用花类药物，常取玫瑰花、玳玳花合用，一则质轻向上，理气兼有疏肝之功效，二则二药可活血化瘀而不伤正。有瘀血指征者可用三棱、莪术，虚者不用。根据本虚标实理论可在基础方中加麦冬、功劳叶补益阴液。传统化痰散结药海藻、昆布因含碘量高，不宜用于甲状腺结节的治疗。

5. 甲状腺结节偏方：白花蛇舌草 30g、白茅根 20g、赤芍 15g、桔梗 6g、浙贝母 10g、夏枯草 15g、橘叶 10g，水煎服，日 1 剂，连用 30 剂为一疗程。

三、甲状腺炎

1. 临床对西医确诊为亚急性甲状腺炎者，可用银翘散加减治之，有良效。处方为：忍冬藤 30g、连翘 30g、橘叶 10g、牛蒡子 10g、淡豆豉 20g、炒栀子 6g、桔梗 6g、柴胡 6g、甘草 6g、夏枯草 20g、山慈菇 15g、赤芍 10g、紫草 10g、紫花地丁 10g、紫参 10g，水煎服，日 1 剂，3 周为一疗程，一般需连用 6~15 周，疗效优于西药。

2. 临证凡遇咽痛、颈下肿胀发热，西医诊为亚急性甲状腺炎，中医证属热毒壅盛、痰瘀互结者，治疗可从清热解毒、凉血活血、化痰散结入手，选用下方常收良效。处方：白花蛇舌草 30g、白茅根 20g、赤芍 10g、紫花地丁 15g、蒲公英 30g、紫草 10g 、紫参 10g、连翘 30g、山慈菇 6g、青蒿 15g、生地黄 20g、牡丹皮 10g、山药 15g、竹叶 6g、金银花 15g，水煎服，日 1 剂，服 2~3 周。

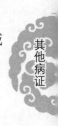

其他病证

四、甲状腺肿

甲状腺肿大多为血热和火毒蕴积于颈前，可从清热解毒、凉血活血入手，常用药有白头翁、白花蛇舌草、白茅根、紫参、紫草、紫花地丁、赤芍、生地黄、玄参、忍冬藤、青蒿等，病久硬结不散可加桃仁、夏枯草、蒲公英、猫爪草、山慈菇等。

▌面瘫▐

1. 面瘫治疗初期从络脉空虚、痰瘀阻络入手，效果可靠，可根据治则探索用药。

2. 临证筛选治疗面神经麻痹的药物，可用辛味、归肝经之品，此类药物功效多为疏风通络、祛痰和血。常选药物有僵蚕、全蝎、白附子、防风、川芎、当归、蜈蚣、地龙、赤芍、甘草，以上药物为古今医家常用，在辨证时随证选用，常收效。

▌三叉神经痛▐

1. 三叉神经痛属内风为患，中医认为主要系肝血不足、肝阳偏亢化风上扰所致，治宜柔肝潜阳、和络息风。夏度衡老中医用自拟四味芍药汤治疗本病，收效显著，方药组成：白芍30g、生牡蛎30g、丹参15g、甘草15g，水煎服，日1剂。临证治疗三叉神经痛以四味芍药汤为主，结合临床稍事加减，则可收效。如兼见烦躁易怒、口苦面赤、大便干结者，酌加龙胆草、黄芩、大黄；若兼见鼻部胀痛而三叉神经痛、颜面疼痛加重者，加白芷、辛夷、薄荷、苍耳子；兼见牙龈肿痛或龈缘溢脓渗血者，酌加葛根、生石膏、生黄芪、蒲公英；兼见腹胀纳呆者，酌加神曲、藿香、茯苓、白术、党参；兼见前额眉棱骨疼、项背强、头胀恶风者，酌加防风、白芷、桂枝；兼见胸闷咳嗽、口流涎沫者，酌加茯苓、苍术；兼见潮热、心烦、咽干、口燥不多饮、舌红少苔、脉细数者，酌加生地黄、鳖甲、牡丹皮、栀子清热养阴等。

2.肝为风木，主筋，主动。临床治疗三叉神经痛可从肝入手，肝失疏泄，气机不畅，气郁化火，痰湿随之而生，可用越鞠丸合小承气汤加三芍（生白芍、炒白芍、赤芍）、白芷、川芎、生石膏、细辛治疗，常收佳效。诸药相伍有解郁、活血、清热降火、上热下行、缓急止痛之功，生石膏和细辛相配寒温同用，对面颊痛有肯定疗效。三叉神经痛方：生白芍30g、炒白芍60g、赤芍30g、炙甘草30g、炒酸枣仁20g、木瓜20g、白芷6g、钩藤30g、茯苓30g，水煎服，日1剂，连用7~30剂可效。

痰证和鼾证

1.临证凡见疑难久痼怪病多从痰瘀同病考虑，运用中医辨证论治思维，遣方用药常收奇效，诊治时需注意分辨痰瘀之主次，痰浊瘀滞而致瘀阻络脉者，当以化痰为主，兼以祛瘀；若久病瘀血日久，脏腑气机失调而滋生痰浊者，应以活血化瘀为先，化痰通络辅之。痰瘀为病、痰瘀互结者治疗当持之以恒，效不更方慢慢调治，遣方用药不可损伤脾胃，以顾护人体生生之正气。虽痰瘀为病，但活血化痰之品不可久用，毕竟活血破血之药，多用久服必耗伤气阴，需据病情酌加扶正益气养阴之品，使正安而邪去。根据临床所见痰瘀为病常见临床特征有疼痛、麻木、异常分泌物（多为炎症分泌物），精神症状（精神恍惚、健忘、少寐、头晕、烦躁、癫狂、痴呆、突发昏倒等），咳嗽，咳喘，妇科症状（月经稀少、闭经，不孕、带下癥瘕积聚等）。

2.鼾证常见嗜食肥甘厚腻者，病位在鼻与咽喉，多和脾、肺、肾有关，多由脾虚生痰，有形之痰湿在睡眠中阻于气道，产生鼾声。中医治疗鼾证用药多选二陈汤或三子养亲汤加减化裁，常用药物为半夏、胆南星、陈皮、丹参、枳实、厚朴、瓜蒌、黄芪等，若见腹胀便溏者加党参、白术、茯苓；若见胸闷疼痛，舌质暗有瘀点、瘀斑者加川芎、桃仁、红花、赤芍；若夜寐浅而醒的次数偏多者加龙骨、牡蛎、炒酸枣仁；若伴头晕、腰酸、肢乏、遗精者改服六味地黄丸合交泰丸；若见气短乏力、畏寒肢冷者，用真武汤合茯苓桂枝白术甘草汤以温阳利水、健脾化痰。

各种术后症状

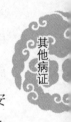

1.根据东垣先生"水为万物之元，土为万物之母，二脏安和一身皆治，百疾不生"的理论，临床对于术后或放化疗后的患者，临证用药重点放在脾肾双调上，健脾益肾，可扶助正气、提高机体的抗邪能力，有利于虚弱状态的改善。健脾可选：太子参、炒白术、茯苓、陈皮；益肾可选：女贞子、菟丝子、枸杞子，平补不温不腻；肾阴不足者以六味地黄丸长期服用。

2.临证对外伤或外科术后患者出现的发热，若具备以下几点，即可考虑为瘀血发热：①午后或夜晚发热；②口渴咽干，但不多饮；③舌质紫暗，舌下络脉瘀阻；④脉沉涩或弦涩。以上四点为诊断要点，结合病人具体情况，选用血府逐瘀汤加青蒿治疗，常收桴鼓之效。

3.临证对于手术后低热，经用抗生素治疗后仍不见效果者，可取蒲公英30g、太子参10g、陈皮3g代茶饮，连用3~5天，常收良效。

4.外伤颅内出血，术后可用生水蛭粉 3~5g、三七粉 3~5g，每日分数次开水冲服，连用 1~2 周，即可收良效。

5.冠心病介入术后再狭窄发生率较高，支架在扩张血管的同时，又因支架作为异物的植入，人为形成一"水坝"，常造成气血瘀滞，或瘀积停滞，其病机为气虚血瘀，临床若在术后进行中药调整，可防患于未然。方法是：白参 20g、三七 30g、延胡索 15g、水蛭 6g 共为细末，每日 1g，日 3 次，连用 3 月至 1 年有佳效，可有效降低冠心病介入术后的再狭窄和再次入院率。

6.肝胆术后患者低热口渴者，可取西洋参、生地黄、白茅根、虎杖补气育阴、清热凉血、生津退热；丹参、赤芍、蒲公英凉血活血、健胃消炎。若见口苦、咽干、目眩者，上药合小柴胡汤治疗，以恢复气机升降。

7.临床上治疗胆囊术后腹泻，可用山茱萸肉配山药、茯苓、乌梅、甘草、益智仁、藿香、黄连等组方调治，可收佳效。

8.直肠术后肠麻痹可用下方调治：大血藤 15g、败酱草 20g、枳壳 10g、厚朴 10g、当归 10g、黄芪 20g、升麻 10g，此症多为气血亏虚夹瘀，方取黄芪、当归、枳壳、厚朴调理六腑之气，大血藤、升麻、败酱草解毒活血。

9.肛肠手术后若出现虚坐努责或大便急迫、难以自控者，临床可在应证药物中加入败酱草、木瓜、赤芍、白芍、延胡索、甘草，可收良效。据观察，诸药对恢复肛门括约肌功能有一定作用，可在实践中进一步应用。

10. 肛门手术后患者若有后重感，临床可用补中益气汤加乌药 15g、百合 15g、木香 6g 治疗，常收奇效。

11. 术后肠粘连致腹痛、手足逆冷者，可用下方治之，处方：当归 20g、赤芍 30g、炒白芍 30g、细辛 3g、桂枝 15g、小通草 3g、炙甘草 10g、酒大黄 6~15g、枳壳 9g、延胡索 20g、木香 6g，水煎服，日 1 剂，连用 7~10 剂可望见效，见效后继用 2~3 周巩固。

扫码领取

● 学【中医理论】
● 听【内科知识】
● 背【常用歌诀】
● 品【名医故事】

赵振兴常用药物组合

白蛇合剂：白花蛇舌草、白茅根、赤芍

补肾健脾汤：菟丝子、巴戟天、补骨脂、五味子、山药、莲子、芡实、炙甘草

带下三药：炒山药、薏苡仁、白果

定悸三药：龙眼肉、茯苓、龙骨

感冒群药：羌活、蒲公英、板蓝恨、贯众、大青叶

感冒四药：羌活、薄荷、蒲公英、牛蒡子

高脂血症五药：何首乌、草决明、丹参、生山楂、泽泻

骨痹四药：豨莶草、老鹳草、伸筋草、透骨草

护肝四药：垂盆草、虎杖、丹参、灵芝

活血降压三药：怀牛膝、丹参、酒大黄

加味新四物汤：当归、赤白芍、生熟地黄、川芎、鸡血藤

甲亢四药：夏枯草、僵蚕、浙贝母、山慈菇

健脾利湿三药：白术、苍术、茯苓

降糖三药：佛手、枸杞子、桑椹

降糖四药：黄连、干姜、乌梅、石榴皮

降压群药：豨莶草、夏枯草、菊花、杜仲、鬼针草、怀牛膝

抗过敏四药：徐长卿、乌梅、茜草、女贞子

抗痨四药：黄芩、丹参、百部、功劳叶

流感六药：青蒿、金银花、连翘、银柴胡、黄芩、桔梗

麻痛四药：当归、丹参、僵蚕、鸡血藤

排气二药：炒莱菔子、大黄

排气四药：枳实、厚朴、炒莱菔子、木香

痞满五药：炙枇杷叶、紫苏子、降香、杏仁、橘红

平补肝肾四药：女贞子、旱莲草、枸杞子、仙灵脾

平喘五药：麻黄、麻黄根、紫苏子、炒莱菔子、葶苈子

溶石三药：芒硝、鸡内金、郁金

润燥明目四药：炒白芍、石斛、决明子、茺蔚子

舒心五药：当归、牡丹皮、玫瑰花、玳玳花、橘叶

疏肝解郁五药：香附、郁金、栀子、神曲、苍术

疏肝调气五药：炒香附、郁金、栀子、神曲、苍术

水肿三药：泽兰、白茅根、炒白术

水肿四药：白术、白茅根、泽兰、杏仁

三芍：生白芍、炒白芍、赤芍

四草：豨莶草、老鹳草、伸筋草、透骨草

四金：郁金、金钱草、鸡内金、海金沙

四桑：桑叶、桑枝、桑椹、桑皮，

四藤：青风藤、海风藤、络石藤、鸡血藤

缩腹五药：丹参、赤芍、生何首乌、陈皮、玫瑰花

调肺五药：紫苏子、苦杏仁、桑白皮、黄芩、白前

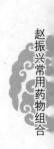

调肾阴阳四药：仙茅、淫羊藿、知母、黄柏

通络四药：陈皮、玉竹、白芷、橘络

头痛五药：川芎、天麻、菊花、蔓荆子、荷叶

外痔四药：金银花、虎杖、黄怕、败酱草

五桑：桑寄生、桑皮、桑枝、桑椹、桑叶

五颜六色方（汤）：青皮、佩兰、黄芩、紫草、白茅根、制何首乌、红花

五子补肾丸：菟丝子、五味子、枸杞子、覆盆子、车前子

消渴三药：枸杞子、佛手、桑椹

消渴四药：黄连、干姜、石榴皮、乌梅

新骨痹四药：黄芪、淫羊藿、怀牛膝、川芎

新抗过敏四药：徐长卿、乌梅、茜草、女贞子

新益肾四味：桑寄生、川续断、枸杞子、功劳叶

胸痹三药：瓜蒌皮、薤白、三七粉

眩晕五药：葛根、川芎、龙骨、炒酸枣仁、丹参

荨麻疹四药：荆芥、桑叶、蝉蜕、白鲜皮

新腰痛四药：桑寄生、枸杞子、续断、功劳叶

腰痛四药：桑寄生、续断、狗脊、补骨脂

夜交藤预知子汤：夜交藤、预知子、合欢花、丹参、栀子、连翘

郁热三药：竹茹、丝瓜络、桑叶

止嗽四药：桑叶、紫苏叶、浙贝母、前胡

治肾六药：白花蛇舌草、白茅根、白薇、黄芩、黄柏、漏芦

治泻四药：金银花、炒山楂、炒槟榔、生地榆

滋肾明目四药：枸杞子、菊花、女贞子、墨旱莲

慢性眼底病四药：枸杞子、茺蔚子、菟丝子、决明子

自拟活血散结汤：海藻、海浮石、连翘、赤芍、丹参、炒王不留行、穿山甲、皂角刺

　　书至此间，才有空掩卷沉思。抬头看向窗外，又是杨柳依依，心中不由感慨万千，却只能道一句春去春来，忽然而已。事非经过不知难，这次有幸参与编纂工作，使我深刻感受到做学问是一件多么不容易的事情。

　　由于父亲平时诊务繁忙，我遂经常帮助父亲做一些工作。十分有幸，参与了《中医师承学堂》丛书的编纂，做了一部分整理、辑校工作。越是深入其中，越发现这套著作的信息量之大实在难以想象，看似漫不经心的一段话，实则蕴含了赵振兴师爷几十年的临床心血。每一段论述，每一个方药都值得去反复揣摩。武侠小说中有师父传授徒弟几十年功力的情节，赵老师的几十年"功力"就蕴含在这些只言片语之中。

　　我自入医门以来常侍诊于师爷赵振兴先生。师爷诊病往往信手拈来，举重若轻，行云流水宛若艺术，言语间无不显露出大家风范。每每回顾师爷的一言一行，如沐春风。其中点点细节，无论是用方用药，或是与病人的谈话，或是对我们的教导，往往是事后才能深刻领悟当中的用心。每次领会之后，无不由衷感叹。师爷高超的医术，高尚的医德，都是值得我用一生去追求。古人云："高山仰止，景行景止。"师爷就是我学医路上的高山。

在师爷的诊室侍诊学习，我能深刻感受到一种"场"的存在。赵振兴师爷有属于自己的气场。这种气场正气存内，邪不可干。无论什么患者，师爷都能给予他们必胜的信心，这种信心在药物之外给了患者强有力的支持。同时，这种气场又平和宁静，任何患者都能轻松进入，愿意把自己的病情、自己的痛苦，甚至烦心事、家务事都诉说出来，往往药还没服，病已经好了三分。天行健，君子以自强不息；地势坤，君子以厚德载物。赵老师确实已经达到这种刚柔并济的君子境界。

是书名《中医师承学堂》。师带徒是中医几千年传承的根基，优势是师父能在临床一线手把手传授，徒弟则在实际环境中真正领会中医的内核。这些文字就来源于赵振兴师爷带领徒弟日常诊病的过程中。往往患者出现某种疾病，老师随口讲述对应的理法方药，众学生记录，其中加减变化、灵活运用尽显其中，也有师爷休息时即兴口述讲解，学生们记录下来的文字，充分再现"师带徒"这一中医传承原汁原味的特色。再者，这些成果都深深根植于临床，又在临床经过广泛的验证，每一条都有其实用性和科学性，真传一句话，假传万卷书，虽然不是体系严谨的论文，但往往一句话、一小段论述直中问题要害，令人拍案叫绝，"师带徒真传"中的真，也正体现于此。

师爷的门诊量巨大，故而平时闲暇时间很少，自己根本没有时间著书立说。有幸，门下弟子、学生们都勤奋好学。大家共同努力才完成了这部著作，比如书中引述文献之多常人无法想象。单单是一一校对引述文献原文就是一项很大的工作；为更好的传承，书中的所有处方基本上都标注了参考用量，这些剂量的标注都经过师爷亲自验证、厘定，参考意义非常重大。所有这些工作的艰辛，恐怕只有经历过的人才会明白。所以，其中一言一句都是凝练着许许多多的心血，大浪淘沙，去粗取精，在这里体现的淋漓尽致。

可以说，这套书每一个字都体现了师爷几十年学习、临证的智慧和心得，能毫无保留地奉献出来，其希望中医薪火相传的拳拳之心，可以想见。作为中医后学，能够有这样的机会，参与其中，实在幸运，所以，我更当珍惜机会，勤奋学习，深刻感悟医道，精诚医术，方能不辜负前辈们的心意。是为记。

赵振兴再传弟子：李旭阳

2021 年 3 月 10 日

01 扫码获得正版专属资源

微信扫描下方二维码，获得正版授权，即可领取专属资源。

盗版图书有可能存在内容更新不及时、印刷质量差、版本版次错误造成读者需重复购买等问题。请通过正规书店及网上开设的官方旗舰店购买正版图书。

02 智能阅读向导为您严选以下专属服务

学【中医理论】为中医学习打下坚实基础
听【内科知识】搞懂内科疾病论治及预防
背【常用歌诀】提高中医内科的诊疗技能
品【名医故事】了解中医理论的发展历史

记【读书笔记】记录中医学习中的心得体会
加【读者社群】与书友们交流探讨中医话题
领【书单推荐】为中医从业者提供进修资料

03 操作步骤指南

微信扫码直接使用资源，无需额外下载任何软件。如需重复使用，可再次扫码。

弘扬中医文化 传承中医技能

本书专属二维码：为每一本正版图书保驾护航

扫码添加
智能阅读向导